中西医结合执业医师资格考试表格速记

阿虎医考研究组　编

中国中医药出版社

·北　京·

图书在版编目（CIP）数据

中西医结合执业医师资格考试表格速记/阿虎医考研究组编. —北京：中国中医药出版社，2018. 12

执业医师资格考试通关系列

ISBN 978 - 7 - 5132 - 5120 - 4

Ⅰ. ①中… Ⅱ. ①阿… Ⅲ. ①中西医结合 - 资格考试 - 自学参考资料 Ⅳ. ①R2 - 031

中国版本图书馆 CIP 数据核字（2018）第 162321 号

中国中医药出版社出版

北京市朝阳区北三环东路 28 号易亨大厦 16 层

邮政编码　100013

传真　010 - 64405750

山东百润本色印刷有限公司印刷

各地新华书店经销

开本 787×1092　1/32　印张 17. 5　字数 300 千字

2018 年 12 月第 1 版　2018 年 12 月第 1 次印刷

书号　ISBN 978 - 7 - 5132 - 5120 - 4

定价　59. 00 元

网址　www. cptcm. com

答 疑 热 线　010 - 86464504

购 书 热 线　010 - 89535836

维 权 打 假　010 - 64405753

微信服务号　**zgzyycbs**

微商城网址　**https：//kdt. im/LIdUGr**

官 方 微 博　**http：//e. weibo. com/cptcm**

天猫旗舰店网址　**https：//zgzyycbs. tmall. com**

如有印装质量问题请与本社出版部联系（010 - 64405510）

版权专有　侵权必究

前　　言

　　执业医师资格考试是行业准入考试，是评价申请医师资格者是否具备从事医师工作所必需的专业知识与技能的考试。其特点是考点覆盖面广、涉及科目多、难度要求高，所以每年总通过率往往不足30%。因此，在成为一名医生之前，执业医师资格考试是一道必须通过的难关。

　　欲过此关，首先要做到知己知彼。

　　知彼　执业医师考试涉及科目14门，跨越中医基础、临床各科、伦理法规等多个方面，其中一些科目在本科阶段甚至并不属于必修课，如传染病学、卫生法规等。考试题量大、时间紧，许多没有提前进行过模拟试卷演练的考生甚至来不及做完。

　　知己　国家规定医学生本科毕业后一年方可报考执业医师资格考试，而此时多数考生已进入临床工作或研究生阶段，临床、科研工作繁重，复习时间紧张。如果没有高度总结、重点突出的复习资料，很可能在复习中面面俱到，投入的时间不少，却难以提高成绩。因此，一本系统、简炼的参考书非常重要。

　　针对上述情况，我社作为国家中医药管理局中医师认证中心大纲、细则的指定出版社，在潜心研究历年真题的基础上，特为广大考生编写了这本《中西医结合执业医师资格考试表格速记》。该书的特色如下：

　　去粗取精　市面上多见的执业医师资格考试辅导书厚如砖头，其中40%的内容是很少甚至从不出题的知识点。本书大胆地删去这些大纲虽然要求但很少出题的内容，标出出题率高的考点，为考生节省复习时间。

　　全文表格　本书用表格的方式归纳整理考试内容，使考点有序整齐，文字精炼，重点词突出，方便考生记忆。并将重要考点的表格标题标色加星，以突出整张表格的重要性，局部内容的重要性则将局部文字标色，让考生一目了然。

　　小巧便携　本书设计为口袋本，方便考生随身携带，随时翻阅，充分利用碎片时间，见缝插针，积少成多，记下每一个考点，最终敲开执业医师的大门。

希望本书能够陪伴各位考生在执业医师资格考试的备考之路上顺利前行，马到成功。更希望各位考生在未来的职业生涯中不断求索，勇攀高峰。

目　　录

第 一 篇

中医基础理论

第一篇

中医基础理论

第一单元　中医学理论体系的主要特点

考点　整体观念、辨证论治

特点	具体内容		
整体观念	人体是一个**有机的整体**		
	人与自然环境、社会环境具有**统一性**		
辨证论治	病、证、症		①病——疾病。②证——**证候**。③症——**症状和体征**
	辨证论治的概念	辨证	①分析四诊所收集的资料、症状和体征。②辨清疾病的病因、性质、部位，邪正之间的关系。③概括、判断为某种性质的证
		论治	根据辨证结果，确定相应的治疗方法
	同病异治		**同一疾病**可因人、因时、因地不同，出现**不同的证型**，采用**不同的治法**
	异病同治		**不同的疾病**在发展过程中出现**性质相同的证型**，采用**同样的治疗方法**

第二单元 阴阳学说

考点 阴阳学说的基本内容★

基本内容	概念	举例
对立制约	互相斗争、互相制约、互相排斥	寒者热之，热者寒之；阴胜则阳病，阳胜则阴病
互根互用	相互依存、相互为用	孤阴不生，孤阳不长；阴阳离决，精气乃绝
交感互藏	相互感应而交合，相互作用、包含	天地氤氲，万物化醇；男女构精，万物化生
阴阳消长	对立双方的增减、盛衰、进退	阴消阳长，阴长阳消
阴阳转化	在一定条件下向其相反的方向转化	重阴必阳，重阳必阴；寒极生热，热极生寒
常考选句：天地者，万物之上下也；阴阳者，血气之男女也；左右者，阴阳之道路也；水火者，阴阳之征兆也；阴阳者，万物之能始		

考点　阴阳学说在中医学中的应用

在组织结构和生理功能方面的应用★

阴阳分类	脏腑分阴阳	昼夜分阴阳
阳中之阳	心	上午
阳中之阴	肺	下午
阴中之阴	肾	前半夜
阴中之阳	肝	后半夜
阴中之至阴	脾	

在疾病预防和治疗方面的应用

应用	举例
指导养生	春夏养阳，秋冬养阴，冬病夏治，夏病冬养
确定治疗原则	阴阳偏盛：实则泻之（寒者热之，热者寒之）
	阴阳偏衰：虚则补之（阳病治阴，阴病治阳）

第三单元　五行学说

考点　五行学说的概念

五行归类 ★

自然界						五行特性	人体					
五味	五色	五化	五气	五方	五季		五脏	六腑	五官	形体	情志	五声
酸	青	生	风	东	春	木曰曲直	肝	胆	目	筋	怒	呼
苦	赤	长	暑	南	夏	火曰炎上	心	小肠	舌	脉	喜	笑
甘	黄	化	湿	中	长夏	土曰稼穑	脾	胃	口	肉	思	歌
辛	白	收	燥	西	秋	金曰从革	肺	大肠	鼻	皮毛	悲	哭
咸	黑	藏	寒	北	冬	水曰润下	肾	膀胱	耳	骨	恐	呻

考点　五行学说的基本内容

分类	概念	举例
相生	五行之间有序的递相资生、助长和促进的关系	木→火→土→金→水→木
相克	五行之间存在着有序的递相克制、制约的关系	木→土→水→火→金→木

分类	概念	举例
制化	五行中一行亢盛时，必然随之有制约，防止亢而为害	
相乘	相克太过，超过正常的制约程度（太过、不及）	木乘土，土乘水，水乘火，火乘金，金乘木
相侮	反向制约和克制（太过、不及）	木侮金，金侮火，火侮水，水侮土，土侮木
母病及子	五行中一行异常，影响其子行，导致母子两行皆异常	肝病及心
子病及母	五行中一行异常，影响其母行，导致母子两行皆异常	肝病及肾

第四单元　五脏

考点　五脏的生理功能与特性★

脏	特性	生理功能	生理意义
心	①心为阳脏。②心气下降	主血脉	①心气充沛，推动血液运行。②心有生血作用
		主神志	心为五脏六腑之大主，君主之官

脏	特性	生理功能	生理意义
肺	①肺为华盖。	主气司呼吸	①主呼吸之气。②主一身之气（生成宗气、调节全身气机）
	②肺为娇脏。	主行水	肺为水之上源
	③肺气宣降	主宣发肃降	通调水道
脾	①脾气上升。	主运化	脾为气血生化之源，运化水谷和水液
	②喜燥恶湿。	主统血	脾气统摄血液在脉中运行
	③脾为孤脏	主升清	脾气散精，上归于肺
肝	肝为刚脏，体阴用阳	主疏泄	①促进血液和津液的运行。②促进脾胃运化和胆汁分泌排泄。③调畅情志。④促进男子排精和女子行经
		主藏血	①涵养肝气。②调节血量。③濡养筋目
肾	①主蛰守位。	藏精	主生长发育生殖与脏腑气化
	②肾气上升	主水	有赖于肾阳气化

考点　五脏之间的关系★

五脏	两者/三者之间的关系	五脏	两者/三者之间的关系
心、肺	血液运行，呼吸吐纳	肺、脾、肾	水液代谢
心、肾	水火既济	肝、脾	主升，消化
心、肝、脾	血液运行	肝、肾	精血同源，藏泄互用
肺、脾	气的生成	脾、胃	气机升降枢纽
肺、肝	气机升降	脾、肾	脾为先天之本，肾为后天之本
肺、肾	金水相生		

考点　五脏与五体、五官九窍、五志、五液、外华、五时的关系★

五脏	心	肺	脾	肝	肾
五体	脉	皮	肉	筋	骨
五官九窍	舌	鼻	口	目	耳及二阴
五志	喜	悲（忧）	思	怒	恐
五液	汗	涕	涎	泪	唾
外华	面	毛	唇	爪	发
五时	夏	秋	长夏	春	冬

第五单元　六腑

考点　六腑的生理功能与特性、五脏与六腑之间的关系★

腑	别称	生理功能	特性	与五脏关系（表里关系）
胆	①中正之官。②中精之府	贮藏和排泄胆汁	胆气主升，性喜宁谧	肝：分泌胆汁，肝主疏泄；胆：贮藏胆汁，胆主决断
		主决断		
胃	①水谷之海。②太仓	主受纳水谷	胃气通降，喜润恶燥	脾胃：纳运相成，升降相因，燥湿相济
		主腐熟水谷		
小肠	受盛之官	主受盛化物	升降相因，清浊分别	心：心火下降，保证小肠化物；小肠：泌清保证心血充足
		主泌别清浊		
		主液		
大肠	传道之官	主传化糟粕	以降为顺，以通为用	肺：肺司呼吸，有赖于大肠通畅；大肠：主传导，主津，有赖于肺气肃降
		大肠主津		
膀胱	①津液之府。②州都之官	汇聚水液	司开阖	肾：主水司开阖，控制膀胱开阖；膀胱：开阖有度则贮尿排尿正常
		贮存和排泄尿液		

腑	别称	生理功能	特性	与五脏关系（表里关系）
三焦	①决渎之官。②中渎之腑。③孤府	通行诸气，运化水液（三焦气化）	上主纳，中主化，下主出	

第六单元　奇恒之腑

考点　脑和女子胞

奇恒之府	脑	女子胞
生理功能	①主宰生命活动。②主管精神活动。③主管感觉运动	①主持月经。②孕育胎儿
与脏腑的关系	①心主神志。②肝主疏泄。③肾藏精，生髓充脑	①肾精肾气充盈产生天癸，促进生殖器官发育、生殖功能。②肾藏精，关乎天癸，精能化血。③心主血，肝藏血，脾统血，促进月经排泄、胎儿孕育
与经脉的关系		冲为血海，调节十二经气血；任主胞胎

第七单元　精、气、血、津液

考点　气 ★

气的运动、气的功能

气的运动	基本形式：升、降、出、入	
	脏腑之气运动规律：升已而降、降已而升，升中有降、降中有升	
气的功能	推动作用	①推动人体的生长发育。②推动脏腑经络组织器官的功能活动。③推动津液的生成、输布和排泄
	温煦作用	温暖全身
	防御作用	防御外邪入侵并驱逐侵入体内之病邪
	固摄作用	固护统摄体液
	气化作用	通过气的运动而产生的各种变化，指精、气、血、津液的新陈代谢及相互间的转化

气的分类

分类	概念	组成		功能
元气	原气（人体生命活动的原动力）			推动和调节人体的生长发育和生殖机能；推动和调控各脏腑、经络的生理活动
宗气	胸中之气	脾胃运化的水谷精气	肺吸入之清气	行呼吸、行血气、资先天
营气	运行于脉中、具有营养作用的气			化生血液、营养全身
卫气	行于脉外、具有保卫作用的气			防御外邪、温养全身、调控腠理

考点 血

血的生成	生化之源		①水谷之精化血。②肾精化血
	与血生成相关脏腑	脾胃	脾胃运化水谷精微所产生的营气和津液是其主要物质基础
		心肺	营气和津液上输心肺，与吸入之清气结合，心阳温煦，化赤为血
		肾	肾藏精生髓，精髓化生为血；肾精化生元气，促进脾胃运化助血生成
	血的功能		濡养作用：营养和滋润全身
			化神作用：为机体精神活动的主要物质基础

续表

血的运行	影响因素		①气的推动、温煦、固摄。②脉道通畅无阻。③血液的质量。④病邪
	影响血液运行的相关脏腑	心	心气推动血液在脉中运行，为基本动力
		肺	肺气宣发肃降，调节气机，助心行血
		肝	肝主疏泄并主藏血，调节血液循环与血液量的平衡
		脾	脾主统血而使血在脉内运行，防止其溢出脉外

考点 津液

津液的生成	①脾主运化。②小肠主液。③大肠主津	
津液的输布	肺气	宣降以行水
	脾气	输布散津液
	肾气	蒸腾气化水液
	肝气	疏泄促水行
	三焦	决渎利水道
津液的排泄	汗液和呼气	在肺之宣发和呼吸的作用下排出体外
	尿液的形式	在肾气作用下排出体外
	粪便的形式	在大肠作用下排出
津液的功能	滋润濡养	滋润皮毛、肌肤、眼、鼻、口腔，濡养内脏、骨髓及脑髓
	充养血脉	是组成血液的主要成分，化生血液，滋养、滑利血脉

考点 精、气、血、津液之间的关系

气与血、气与津液的关系

两者关系			具体概念	举例
气与血	气为血帅	气能生血	血的生化过程离不开气化	治疗血行瘀滞时配合补气药
		气能行血	气行则血行，气滞则血瘀	治疗血虚病证时配合益气药
		气能摄血	气使血循于脉中，依赖于脾气统血	治疗大出血时用益气固脱法
	血为气母	血能养气		血足气旺
		血能载气		气随血脱
气与津液	气能生津		气是津液化生的动力	
	气能行津		液的输布排泄依赖气的升降出入	
	气能摄津		气对津液具有固摄作用	
	津能载气		津液是气的载体，液的流失会使气损	气随汗脱；吐下之余，定无完气
	津能生气		脏腑阳气蒸腾温化，津液化生为气	

第八单元 经络

考点 十二经脉 ★

十二经脉的走向规律

起始经脉	走向	相交部位	交接经脉
手之三阴经	从胸走手	手指末端	手三阳经
手之三阳经	从手走头	头面部	足三阳经
足之三阳经	从头走足	足趾末端	足三阴经
足之三阴经	从足走腹	胸腹腔	手三阴经

十二经脉的交接规律

经脉	交接部位
相表里的阴经和阳经	四肢末端
同名手足阳经	头面部
异名手足阴经	胸部

十二经脉的分布规律

部分	经脉	分布部位	部分	经脉	分布部位
头面	阳明经	面颌部	躯干	手三阴经	出走腋下
	少阳经	头侧部		手三阳经	上行肩胛
	太阳经	面颊、头顶及头后部		足三阳经	贯穿整个躯干
四肢	阴经	四肢内侧面	四肢	阳经	四肢外侧面

十二经脉的表里关系、流注次序

表里关系	足太阳与足少阴为表里	手太阳与手少阴为表里
	足少阳与足厥阴为表里	手少阳与手厥阴为表里
	足阳明与足太阴为表里	手阳明与手太阴为表里
流注次序	肺大（肠）胃脾心小肠，膀肾胞焦胆肝肺	

考点　奇经八脉

分类	基本功能
任脉	总任一身之阴经，称"阴脉之海"与女子妊娠有关，有"任主胞胎"之说
督脉	总督一身之阳经，称"阳脉之海"，与脑、脊髓、肾又有密切联系
冲脉	调节十二经气血，称"十二经脉之海"，又称"血海"，同妇女的月经有关

续表

分类	基本功能
带脉	约束纵行的诸脉，主司带下，固护胞胎
阴跷脉、阳跷脉	濡养眼目、司眼睑开合和下肢运动
阴维脉、阳维脉	阴维脉的功能是"维络诸阴"；阳维脉的功能是"维络诸阳"

第九单元　病因

考点　六淫 ★

分类	性质特点
风邪	①轻扬开泄，易袭阳位。②善行数变。③百病之长。④风性主动
寒邪	①寒为阴邪，易伤阳气。②寒性凝滞。③寒主收引
暑邪	①暑为阳邪，其性炎热。②暑性升散，易扰心神，伤津耗气。③暑多夹湿
湿邪	①湿为阴邪，易伤阳气。②湿性重浊。③湿性黏滞，易阻气机。④湿性趋下，易袭阴位
燥邪	①燥性干涩，易伤津液。②燥易伤肺
火邪	①火为阳邪，燔灼炎上。②易扰心神。③伤津耗气。④生风动血。⑤易致疮疡

考点　七情内伤

七情与脏腑的关系	肝在志为怒，心在志为喜，脾在志为思，肺在志为忧，肾在志为恐
七情内伤致病特点	怒则气上，喜则气缓，思则气结，忧则气聚，恐则气下，惊则气乱，悲则气消

考点　劳逸失度

分类	致病特点
过度劳累	劳伤筋骨，如"久立伤骨，久行伤筋"
	劳神过度伤心脾
	房劳过度伤肾精
过度安逸	安逸少动，气机不畅
	阳气不振，正气虚弱，如"久卧伤气，久坐伤肉"
	用脑过少，神气衰弱

考点　饮食失宜

分类		导致的结果
饮食不节	过饥	气血生化无源，久之则亏虚而为病
	过饱	损伤脾胃

续表

分类			导致的结果
饮食偏嗜	寒热偏嗜	偏食生冷	寒湿内生
		偏食辛辣	肠胃积热
	五味偏嗜	多食咸	脉凝泣而变色
		多食苦	皮槁而毛拔
		多食辛	筋急而爪枯
		多食酸	肉胝皱而唇揭
		多食甘	骨痛而发落

考点 痰饮

停留部位	致病特点
停留于肺	喘咳，胸闷，咳痰
蒙蔽于心	胸闷，心悸，失眠，神昏甚至狂癫
停聚于胃	脘闷痞胀，恶心呕吐，食欲不振
经络筋骨	肢体麻木，半身不遂，痰核瘰疬
痰饮上扰	眩晕，昏迷

停留部位	致病特点
郁于咽喉	咽部不适，如物哽喉感
饮停胸胁	胸胁胀满，咳嗽引痛
留聚肠间	肠鸣辘辘，甚至便溏腹泻

考点 瘀血

病因	气虚、气滞、血寒、外伤
形成原因	①气虚血瘀。②气滞血凝。③血寒气涩。④外伤血溢，离经之血停聚。⑤血热致瘀
致病特点	①易于阻滞气机。②影响血脉运行。③影响新血生成。④病位固定。⑤症状多样
病证特点	①疼痛。②出血、肿块。③色紫暗。④肌肤甲错。⑤脉细涩或结代

第十单元　发病

考点 发病的基本原理

正气的防御作用	①抵御外邪。②祛除病邪。③修复调节。④维持脏腑经络功能的协调
邪气的损害作用	①生理功能失常。②脏腑组织的形质损害。③改变体质类型

续表

正气不足是发病的内因	①正虚感邪而发病。②正虚生邪而发病
邪气是发病的重要条件	①邪气是疾病发生的原因。②影响发病的性质、类型和特点

考点 发病类型

类型	概念	多见于
感邪即发	感邪后立即发病、发病迅速	新感外邪较盛、情志剧变、毒物所伤及外伤
徐发	感邪后缓慢发病	内伤邪气致病
伏而后发	感受邪气后，病邪在机体内潜伏一段时间，或在诱因的作用下，过时发病	外感性疾病及某些外伤
继发	在原发疾病的基础上，继而发生新的疾病	肝阳上亢所致的中风
合病	两经或两个部位以上同时受邪所出现的病证	感邪较盛，正气相对不足
并病	指感邪后某一部分的证候未了，又出现另一部的病证	病位传变过程中
复发	疾病的缓解阶段，在某些诱因的作用下，引起疾病再度发作或反复发作	

第十一单元 病机

考点 邪正盛衰

邪正盛衰与虚实变化

虚实病机		邪气盛则实，精气夺则虚
虚实变化	虚实错杂	虚中夹实，如脾虚湿滞
		实中夹虚，如邪热炽盛兼津液损伤
	虚实真假	真实假虚，又称为"大实有羸状"
		真虚假实，又称为"至虚有盛候"

邪正盛衰与疾病转归

分类	概念	临床意义
正胜邪退	正气渐复并趋强盛，邪气渐趋衰减	病势好转或痊愈
邪去正虚	正气抗御邪气，邪气退却而正气大伤	
邪胜正衰	邪气亢盛，正气渐弱，机体抗邪无力	病势恶化或危险

续表

分类	概念	临床意义
邪正相持	正气不甚虚弱，邪气亦不亢盛，邪正双方势均力敌	病势迁延缠绵难愈
正虚邪恋	正气大虚，余邪未尽	

考点 阴阳失调

分类		病机特点及概念
阴阳偏盛	阴偏盛	阴盛则寒，阴胜则阳病
	阳偏盛	阳盛则热，阳胜则阴病
阴阳偏衰	阴偏衰，即阴虚	阴气不足，阳气相对亢盛的虚热证
	阳偏衰，即阳虚	阳气不足，阳不制阴，阴气相对偏亢的虚寒证
阴阳互损	阴损及阳	阴虚为主的阴阳两虚状态
	阳损及阴	阳虚为主的阴阳两虚状态
阴阳格拒	阴盛格阳	表现为真寒假热证
	阳盛格阴	表现为真热假寒证
阴阳亡失	亡阴	体液大量耗损，阴液严重亏乏而欲竭的危重证候
	亡阳	体内阳气极度衰微而表现出阳气欲脱的危重证候

考点 精、气、血失常

分类	包含内容
精的失常	精虚、精的藏泻失常（失精、精瘀）
气的失常	气虚：化生不足、耗伤太过、功能减退所导致
	气滞：气的流通不畅，郁滞不通
	气逆：气升太过/降之不及，脏腑之气上逆
	气陷：气虚＋气的升清不足，升举无力
	气闭：气机闭阻，外出障碍，清窍闭塞，昏厥
	气脱：气不内守，大量亡失，功能突然衰竭
血的失常	血虚、血瘀、血寒、血热、出血
精气血失调	精气两虚、精血不足、气滞精瘀、血瘀精阻
气血失调	气滞血瘀、气虚血瘀、气不摄血、气随血脱、气血两虚

考点 津液代谢失常

分类	表现（或包含内容）
津液不足	大汗、出血、吐泻、多尿、燥热
输布排泄障碍	湿浊困阻、痰饮凝聚、水液潴留
津液气血失调	水停气阻、气随津脱、津枯血燥、津亏血瘀、血瘀水停

考点 内生"五邪"

分类	病因病机
风气内动	肝阳化风，热极生风，阴虚风动，血虚生风，血燥生风
寒从中生	阳气虚衰，温煦气化功能减退，虚寒内生，阴邪弥漫
湿浊内生	脾的运化功能和输布津液的功能障碍，引起水湿痰浊蓄积停滞
津伤化燥	津液不足，人体各组织器官和孔窍失其濡润，出现干燥枯竭
火热内生	实火：阳盛有余，病邪郁结，气血郁滞
	虚火：阴虚阳亢二者产生的火热内扰、功能亢奋的状态

第十二单元　防治原则

考点 治则★

分类		应用
正治（逆治）	热者寒之	热证

中医基础理论

分类		应用
反治（从治）	热因热用	阴盛格阳的真寒假热证
	寒因寒用	阳盛格阴的真热假寒证
	塞因塞用	用补益药物治疗有闭塞不通症状的虚证，即真虚假实证
	通因通用	用通利药物治疗有通泻症状的实证，即真实假虚证
治标	急则治标	如鼓胀，宜先治腹水，后治肝病
治本	缓则治本	如肺痨肺肾阴虚证，宜滋补肺肾之阴
调整阴阳	"壮水之主，以制阳光"，阳病治阴	虚热证
	"益火之源，以消阴翳"，阴病治阳	虚寒证
三因制宜	因时制宜	用寒远寒，用热远热
	因人制宜	少年慎补，老年慎泻

第 二 篇

中医诊断学

第一单元　望诊

考点　望神

分类		临床表现						临床意义
		神志	面色	两目	动作	呼吸	肌肉	
得神		清楚	荣润	明亮	灵活	平稳	不削	正气充足，精气充盛（健康）；正气未伤，精气未衰（病轻）
少神		不振	少华	乏神	迟缓	倦怠乏力，少气懒言	松软	正气不足，见于素体虚弱、病情较轻、病后恢复期
失神	精亏神衰	不清	无华	晦暗	艰难	微弱	肉削著骨	正气大伤，常见于久病、重病
	邪盛神乱	神昏谵语，循衣摸床，撮空理线，猝然昏倒，两手握固，牙关紧急						急重病人
假神		精神转佳，目光转亮，言语不休，想见亲人，欲进饮食，两颧泛红如妆						精气衰竭已极，阴不敛阳，虚阳外越，"回光返照"

考点 望面色

五色主病的临床表现及其意义（一）

五色	所主病证	临床表现	临床意义
赤色	热证、戴阳证	满面通红	外感发热、实热证
		两颧潮红	阴虚阳亢的虚热证
		久病面色苍白，颧部泛红如妆，游移不定	属戴阳证，属病重
白色	虚证、寒证、失血	面色淡白无华，唇舌色淡	血虚证、失血证
		面色㿠白	阳虚证
		面色㿠白而虚浮	阳虚水泛
		面色苍白（白中透青）	亡阳证、实寒证、大失血
黄色	脾虚、湿证	面色萎黄（淡黄、枯槁无光）	脾胃气虚
		面色黄胖（面黄虚浮）	脾虚湿蕴
		面色阳黄（鲜明如橘子色）	湿热熏蒸
		面色阴黄（晦暗如烟熏）	寒湿郁阻

五色主病的临床表现及其意义（二）

五色	所主病证	临床表现	临床意义
青色	寒证、气滞、血瘀、疼痛、惊风	面色淡青、青黑	寒盛、痛剧
		突然面色青灰，口唇青紫，肢冷脉微	心阳暴脱证
		久病面色与口唇青紫	心阳虚衰，心血瘀阻，肺气壅塞
		面色青黄（苍黄）	肝郁脾虚
		小儿眉间、鼻柱、唇周色青	惊风、惊风先兆
黑色	肾虚、寒证、水饮、瘀血、剧痛	面黑暗淡、黧黑	肾阳虚
		面黑干焦	肾阴虚
		面色黧黑，肌肤甲错	血瘀日久
		眼眶周围发黑	肾虚水饮、寒湿带下

考点 望头面五官

望头发的主要内容及其临床意义

分类	临床表现	临床意义
发黄	小儿头发稀疏黄软，生长迟缓，久不生发	先天不足，肾精亏损
	小儿发结如穗，枯黄无泽，面黄肌瘦	疳积病

续表

分类	临床表现	临床意义
发白	青少年发白伴耳鸣、腰酸	肾虚
	青少年发白伴失眠健忘	劳神伤血
脱发	突然片状脱发，脱落处显露圆形光亮头皮，为斑秃	血虚受风
	青壮年头发稀疏易落，眩晕健忘、腰膝酸软	肾虚
	头发易脱，头皮瘙痒，多屑多脂	血热化燥

面肿、腮肿及口眼㖞斜的临床表现及其意义

		临床表现	临床意义
面肿	浮肿	发病迅速	外感风邪，肺失宣降
		面色㿠白，发病缓慢	脾肾阳虚，水湿泛滥
		面唇青紫，心悸气喘，不能平卧	心肾阳虚，血行瘀滞，水气凌心
	红肿	焮红灼热，肿胀疼痛，色如涂丹，压之褪色	风热火毒上攻
		焮赤肿痛，头肿如斗，面目肿盛，目不能开	天行时疫，火毒上攻
腮肿	痄腮	以耳垂为中心漫肿，边缘不清，皮色不红，灼热疼痛	外感温毒
	发颐	颧骨之下，腮颌之上，耳前红肿，伴寒热、疼痛	少阳、阳明经毒热上攻

	临床表现	临床意义
口眼㖞斜	单见口眼㖞斜，肌肤不仁，目不能合，口不能闭	风邪中络
	口眼㖞斜兼半身不遂	中风

目的脏腑分属★

目的内容	黑睛	两眦	眼胞	白睛	瞳仁
五轮分属	风轮	血轮	肉轮	气轮	水轮
脏腑分属	肝脏	心脏	脾脏	肺脏	肾脏

望目态的主要内容及其临床意义

分类	临床表现	临床意义
目睛凝视	固定上视（戴眼反折）	肝风内动
	固定前视（瞪目直视）	
	固定侧视（横目斜视）	
睡眠露睛	睡后胞睑未闭，睛珠外露	脾气虚弱，气血不足
胞睑下垂	双睑下垂	先天不足，脾肾亏虚
	单睑下垂	外伤

望口、唇、齿的主要内容及其临床意义

分类		临床意义
望口	口角流涎	脾虚湿盛、中风
	口疮	心脾二经积热上熏
	口糜	湿热内蕴，上蒸口腔
	鹅口疮	感受邪毒，心脾积热，上熏口舌
望唇色	深红	热盛
	赤肿而干	热极
	青紫	血瘀
	青黑	寒证之痛极
	樱桃红	煤气中毒
	淡白	失血之血虚
望齿色	干燥	胃阴已伤
	燥如枯骨	肾阴枯竭
	齿焦有垢	胃肾热盛，气液未竭
	齿焦无垢	胃肾热盛，气液已竭

考点　望躯体四肢

望颈项的临床表现及其临床意义

分类	临床表现	临床意义
瘿瘤	结喉处有肿块突起，可随吞咽运动上下移动	肝郁气结痰凝、水土失调，痰气搏结
瘰疬	颈侧颔下，肿块如豆，累累如串珠	肺肾阴虚，虚火灼津，结成痰核
颈瘘	颈痈、瘰疬破溃后，久不收口，形成管道	痰火久结，气血瘀滞，疮孔不收
颈痈	颈侧焮红漫肿，疼痛灼热	风热邪毒蕴蒸，气血壅滞，痰毒互结
项强	项强兼表证	风寒侵袭太阳经脉，经气不利
	项强兼壮热、神昏、抽搐者	温病火邪上攻，脑髓有病
项软	见于小儿	先天不足，肾精亏损
	见于久病重病	脏腑精气衰竭

考点 望皮肤

望斑疹的内容及其临床意义

分类		临床表现	临床意义
斑	红色、青色	片状斑块，平摊于皮肤，摸之不应手，压之不褪色	外感温热邪毒，内迫营血；脾气虚衰，血失统摄；阳衰寒凝血瘀
疹		粟粒状疹点，高出皮肤，抚之碍手，压之褪色	外感风热实邪、过敏、热入营血

考点 望排出物

望痰的内容及其临床意义

分类	临床表现	临床意义
寒痰	痰白清稀量多	脾虚或寒邪客肺，津凝不化，聚而为痰
热痰	痰黄稠有块	热邪煎熬津液
燥痰	痰少而黏，难于咳出	燥邪伤肺或肺阴亏损
湿痰	痰白滑量多，易咳出	脾虚湿蕴，聚而为痰
痰中带血，色鲜红		肺阴亏虚或肝火犯肺或痰热壅肺→热伤肺络
脓血腥臭痰		热毒蕴肺，腐败酿脓→肺痈

望涕的内容及其临床意义

临床表现	临床意义
清涕	外感风寒，阳气虚弱
浊涕	外感风热，肺胃蕴热
久流浊涕，质稠量多，腥臭	鼻渊，湿热蕴阻
阵发性清涕，量多如注，喷嚏频作	鼻鼽，风寒束于肺卫

望呕吐物的内容及其临床意义

呕吐物性状	临床意义
清稀无臭	寒呕（胃阳不足，腐熟无力；寒邪犯胃，损伤胃阳，水饮内停）
秽浊酸臭	热呕（邪热犯胃；肝经郁热）
酸腐，夹杂不消化食物	伤食
呕吐黄绿色苦水	肝胆湿热，郁热
暗红有血块，夹有食物残渣	胃有积热，肝火犯胃，胃腑瘀血

望二便的内容及其临床意义

	临床表现	病因病机	临床意义
望大便	清稀如水	外感寒湿、饮食生冷	寒湿泄泻
	黄褐如糜，味臭	暑湿、湿热之邪，伤及胃肠	湿热泄泻
	夹有黏冻、脓血	湿热邪毒蕴结大肠，肠络受损	痢疾、肠癌
	灰白呈陶土色		黄疸
	燥结如羊屎，排出困难	热盛伤津、阴血亏虚	
望小便	清长	阳虚不能蒸化津气，水津下趋膀胱	虚寒证
	短黄	热盛伤津，汗、吐、下伤津	实热证
	带血	结石损伤，湿热蕴结膀胱，阴虚火旺，脾肾不固	石淋、热淋
	有砂石	湿热蕴结下焦，煎熬津液	石淋
	浑浊如米泔或滑腻如脂膏	脾肾亏虚，下焦湿热，清浊不分并趋于下	尿浊、膏淋

考点　望小儿指纹

望指纹要点	临床表现	临床意义
三关测轻重	指纹达于风关	邪气入络，邪浅病轻
	指纹达于气关	邪气达经，邪深病重
	指纹显于命关	邪入脏腑，病情严重
	指纹直达指端（透关射甲）	病情凶险，预后不良
浮沉分表里	指纹浮而显露	病邪在表，外感表证
	指纹沉隐不显	病邪在里，内伤里证
红紫辨寒热	指纹鲜红	外感表证、寒证
	指纹紫红	里热证
	指纹青色	疼痛、惊风
	指纹紫黑	血络郁闭，危重
	指纹淡白	脾虚、疳积
淡滞定虚实	指纹浅淡而纤细	虚证
	指纹浓滞而增粗	实证

第二单元　望舌

考点　望舌质

　　　　望舌色

舌色	主证	临床表现	临床意义
淡白舌	主气血两亏、阳虚,枯白舌主脱血夺气	淡白湿润,而舌体胖嫩	阳虚水泛
		淡白光莹瘦薄	气血两虚
红舌	主实热、阴虚	舌鲜红,舌体不小,兼黄厚苔	实热证
		鲜红而少苔、有裂纹、光红无苔,舌体小	虚热证
绛舌	主里热亢盛、阴虚火旺	舌绛有苔,有红点、芒刺	里热炽盛
		舌绛少苔、无苔、有裂纹	阴虚火旺
青紫舌	主血行不畅	全舌青紫	全身性血行瘀滞
		紫色斑点	瘀血阻滞于某部位
		淡红中泛青紫	肺气壅滞,肝郁血瘀
		舌淡紫而湿润	阴寒内盛,阳气虚衰
		紫红或绛紫而干枯少津	热盛伤津,气血壅滞

望舌形 （一）

舌形	主证	临床表现	临床意义
老、嫩舌	老舌主实证，嫩舌主虚证		
胖舌	主水湿内停，痰湿热毒上泛	舌淡胖大	脾肾阳虚，水湿内停
		舌红胖大	脾胃湿热，痰热内蕴
		舌红绛肿胀	心脾热盛，热毒上壅
瘦舌	主气血阴液不足	舌体瘦薄而色淡	气血两虚
		舌体瘦薄而色红绛干燥	阴虚火旺，津液耗伤
点、刺舌	主脏腑热极，血分热盛	舌红而起芒刺	气分热盛
		舌红而见点刺、色鲜红	血热内盛，阴虚火旺
		舌红而见点刺、色绛紫	热入营血，气血壅滞

望舌形 （二）

舌形	主证	临床表现	临床意义
裂纹舌	主阴血亏虚	红绛而有裂纹	热盛伤津，阴液虚损
		淡白而有裂纹	血虚不润
		淡白胖嫩，边有齿痕而又有裂纹	脾虚湿浸

续表

舌形	主证	临床表现	临床意义
齿痕舌	主脾虚，水湿内盛	舌淡胖大润而有齿痕	寒湿壅盛，阳虚水湿
		舌淡红而有齿痕	脾虚，气虚
		舌红肿胀，边有齿痕	湿热痰浊壅滞

望舌态（一）

舌态	主证	临床表现	临床意义
痿软舌	伤阴，气血俱虚	舌淡白而痿	气血俱虚
		新病舌干红而痿	热灼津伤
		久病舌绛而痿痿	阴亏已极
强硬舌	热入心包，高热伤津，痰浊内阻	舌红绛少津而强硬	邪热炽盛
		舌强硬伴舌胖大苔厚腻	风痰阻络
		舌强语言謇涩，肢麻眩晕	中风先兆
颤动舌	肝风内动	久病舌淡白而颤动	血虚动风
		新病舌绛而颤动	热极生风
		舌红少津而颤动	阴虚动风
		舌体颤动	酒毒

舌态	主证	临床表现	临床意义
歪斜舌	中风、中风先兆	舌紫红、干而歪斜，病势危急	肝阳化风

望舌态（二）

舌态	主证	临床表现	临床意义
吐弄舌	心、脾二经有热	吐舌	疫毒攻心，正气已绝
		弄舌	热盛动风先兆
		吐弄舌	小儿智能发育不全
短缩舌	危重证候	舌多淡白、青紫而湿润	寒凝筋脉
		舌胖而苔黏腻	痰浊内阻
		舌红绛而干	热盛伤津
		舌淡白胖嫩	气血俱虚

中医诊断学

考点　望舌苔

望苔质

苔质	特征	临床表现	临床意义
厚薄	"见底"	薄苔	外感表证，内伤轻病，正常人
	"不见底"	厚苔	痰湿，食积，里热
润燥	水分多少	润苔	正常舌苔；风寒表证，湿证初起，食滞，瘀血
		滑苔	寒证，痰饮，水湿
		燥苔	津液已伤
		糙苔	热盛伤津之重症
腐腻	苔质颗粒	苔薄腻	食积，脾虚湿困
		苔白腻	痰浊，寒湿内阻
		黏腻、厚、甜	脾胃湿热
		黄厚腻	痰热，湿热，暑湿
		腐苔	食积胃肠，痰浊内蕴

望苔色

苔色	主证	临床表现	临床意义
白苔	表证、寒证、湿证	苔薄白而滑	外感寒湿，脾肾阳虚，水湿内停
		苔薄白而干	外感风热
		苔白厚腻	湿浊内停，痰饮，食积
		积粉苔	内痈，瘟疫
		糙裂苔	内热暴起，津液暴伤
黄苔	里证、热证	苔薄淡黄	外感风热表证
		苔黄干燥	邪热伤津，燥结腑实
		苔黄腻	湿热，痰热内蕴，食积化腐
		黄滑苔	阳虚寒湿，痰饮聚久化热，气血亏虚，复感湿热
灰黑苔	阴寒内盛、里热炽盛	苔灰而润滑	阳虚寒盛
		苔黑燥裂，甚则生芒刺	热极津枯

第三单元 闻诊

考点 听声音

音哑与失音的临床表现及意义

临床表现	病因病机	临床意义
新病音哑、失音（"金实不鸣"）	外感风寒，风热袭肺、痰湿壅肺	实证
久病音哑、失音（"金破不鸣"）	阴虚火旺，肺肾精气内伤	虚证

谵语、郑声、独语、错语、狂言、言謇的临床表现及意义

病名	临床表现		病因病机	临床意义
	神志	语言		
谵语	不清	语无伦次，声高有力	热扰神明	实证（温邪内入心包）
郑声		语言重复，时断时续	脏气衰竭，心神散乱	虚证（疾病晚期）
独语	清楚	自言自语，喃喃不休，见人语止，首尾不续	心气虚弱，神气不足；气郁痰阻，蒙蔽心神	癫证、郁病

病名	临床表现		病因病机	临床意义
	神志	语言		
错语	清楚	语言时有错乱，语后自知言错	心气虚弱，神气不足	久病体虚之虚证
			痰湿、瘀血、气滞阻碍心窍	实证
狂言	错乱	语无伦次，狂叫骂詈	气郁化火，痰火互结，内扰神明	狂病，伤寒蓄血证
言謇	清楚	吐字不清	风痰阻络	中风先兆或后遗症

咳嗽的临床表现及意义

咳声表现	其他表现	病因病机	临床意义
咳声重浊沉闷	无	寒痰湿浊停聚，肺失肃降	实证
咳声低微	无	久病肺气虚，失于宣降	虚证
咳声不扬	痰稠色黄，不易咳出	热邪犯肺，肺津被灼	热证
咳有痰声	痰多易咳	痰湿阻肺	
干咳	无痰或少痰	燥邪犯肺，阴虚肺燥	燥咳
咳声短促	呈阵发性、痉挛性，接续不断，咳后有鸡鸣样回声	风邪与痰热搏结	百日咳
咳声如犬吠	声音嘶哑，吸气困难	肺肾阴虚，疫毒攻喉	白喉

考点 嗅气味

	临床表现	临床意义
口气	酸臭，食欲不振，脘腹胀满	食积胃肠
	臭秽	胃热
	腐臭，咳吐脓血	溃腐脓疡
	臭秽难闻，牙龈腐烂	牙疳
排泄物的气味	便酸臭难闻	肠有郁热
	溏泄而腥	脾胃虚寒
	臭如败卵，矢气酸臭	伤食
	臊臭味	膀胱湿热
	经血臭秽	热证
	经血气腥	寒证
	带下奇臭色杂	癌病
病室气味	腐臭味	溃腐疮疡
	血腥味	失血
	烂苹果味	消渴厥（晚期）

第四单元 问诊

考点 问寒热

分类		临床表现	临床意义
恶寒发热		恶寒重，发热轻	风寒表证
		发热重，恶寒轻	风热表证
		发热轻，恶风	伤风表证
但寒不热	新病恶寒	脘腹冷痛，呕吐泄泻，咳喘痰鸣，脉沉紧	里实寒证
	久病畏寒	肢凉怕冷，得温可缓，脉弱	里虚寒证
但热不寒	壮热	口渴、面赤、汗大出、脉洪大	伤寒阳明经证，温病气分
	潮热	日晡潮热——热势较高，日晡热甚，腹胀便秘	阳明气盛，有实热
		骨蒸潮热——午后、夜间低热	阴虚火旺
		湿温潮热——身热不扬	湿郁热蒸
		瘀血潮热——午后、夜间低热，肌肤甲错	瘀血积久
	微热	轻度发热，热势偏低，37 ℃～38 ℃	内伤、温热后期

续表

分类		临床表现	临床意义
寒热往来	无定时	时冷时热，无时间规律	少阳病
	有定时	恶寒发热交替发作，发有定时	疟疾

考点 问汗★

特殊汗出类型		临床表现	临床意义
自汗		醒时时常出汗，活动尤甚	气虚证，阳虚证
盗汗		睡时汗出，醒则汗止，兼潮热、颧红	阴虚证
绝汗	亡阳之汗	冷汗淋漓如水	阳气亡脱，津随气泄
	亡阴之汗	汗出黏如油，躁扰烦渴	内热促津液外泄
战汗		先恶寒战栗而后汗出	疾病发展的转折点

考点 问疼痛★

疼痛性质	特点	临床意义
胀痛	痛而且胀	肝阳上亢，肝火上炎
刺痛	痛如针刺	瘀血
冷痛	痛有冷感而喜暖	阳气不足，寒邪阻络

疼痛性质	特点	临床意义
灼痛	痛有灼热感而喜凉	火邪窜络，阴虚阳亢
重痛	痛有沉重感	肝阳上亢
酸痛	痛而有酸软感觉	湿证，唯腰膝酸痛多属肾虚
绞痛	痛势剧烈如刀绞	有形实邪闭阻气机
空痛	痛有空虚感	虚证
隐痛	痛不剧烈，绵绵不休	虚证
走窜痛	疼痛部位游走不定	气滞，风证
固定痛	疼痛部位固定不移	瘀血、寒湿、湿热阻滞，热壅血瘀
掣痛	抽掣牵扯而痛	筋脉失养，经脉阻滞不通

考点　问头身胸腹

　　问头痛

根据头痛的部位问诊		根据头痛的性质问诊	
临床表现	临床意义	临床表现	临床意义
前额部连眉棱骨痛	阳明头痛	头痛连项，遇风加重	风寒头痛

续表

根据头痛的部位问诊		根据头痛的性质问诊	
临床表现	临床意义	临床表现	临床意义
侧头痛，痛在两侧太阳穴	少阳头痛	头痛怕热，面红目赤	风热头痛
后头部连项痛	太阳头痛	头痛如裹，肢体困重	风湿头痛
颠顶痛	厥阴头痛	头痛绵绵，过劳则盛	气虚头痛
全头痛	太阴头痛	头痛眩晕，面色苍白	血虚头痛
脑中痛，牵及于齿	少阴头痛	头脑空痛，腰膝酸软	肾虚头痛

问头晕

临床表现	临床意义
头晕而胀，烦躁易怒，舌红苔黄，脉弦数	肝火上炎
头晕胀痛，头重脚轻，舌红少津，脉弦细	肝阳上亢
头晕面白，神疲乏力，舌淡，脉细弱	气血亏虚
头晕且重，如物裹缠，痰多苔腻	痰湿内阻
头晕耳鸣，腰酸遗精	肾虚精亏
外伤后头晕刺痛	瘀血阻络

问胸痛、胸闷

	临床表现	临床意义
问胸痛	左胸心前区憋闷作痛，时痛时止	痰、瘀阻滞心脉
	胸痛剧烈，面色青灰，手足青冷	心脉急骤闭塞不通（真心痛）
	胸痛，壮热面赤，喘促鼻扇	热邪壅肺，脉络不利（肺热病）
	胸痛，颧赤盗汗，午后潮热，咳痰带血	肺阴亏虚，虚火灼络（肺痨）
	胸痛，壮热，咳吐脓血腥臭痰	痰热阻肺，热壅血瘀（肺痈）
问胸闷	胸闷，心悸气短	心气不足，心阳不足
	胸闷，咳喘痰多	痰饮停肺
	胸闷，壮热，鼻翼扇动	热邪，痰热壅肺
	胸闷气喘，畏寒肢冷	寒邪客肺
	胸闷气喘，少气不足以息	肺气虚，肾气虚

问胁痛、腰痛

	临床表现	临床意义
问胁痛	胁肋胀痛，太息易怒	肝郁气滞
	胁肋胀痛，纳呆厌食，身目发黄	肝胆湿热
	胁肋灼痛，面红目赤	肝胆火旺
	胁肋刺痛，触及包块，固定拒按	肝血瘀阻
	肋间饱满胀，咳唾引痛	饮停胸胁
问腰痛	酸软而痛	肾虚
	冷痛沉重，阴雨天加重	寒湿
	刺痛，痛连下肢	瘀血阻络
	剧痛，向少腹放射，尿血	结石阻滞
	腰痛连腹，绕如带状	带脉损伤

问脘痞、腹胀

	临床表现	临床意义
问脘痞	嗳腐吞酸	食积胃脘
	食少便溏	脾胃气虚
	饥不欲食，干呕	胃阴亏虚
	纳呆呕恶，苔腻	湿邪困脾
	胃有振水声	饮邪停胃
问腹胀	时胀时减，喜按	脾胃虚弱
	胀满不减，拒按	食积胃肠，湿热内结
	胀大如鼓，皮色苍黄，腹壁青筋暴露	鼓胀

考点　问睡眠

	临床表现	临床意义
问失眠	不易入睡，彻夜不眠，心烦不寐	心肾不交
	睡后易醒，不易再睡，心悸便溏	心脾两虚
	时时惊醒，不易安卧	胆郁痰扰
	夜卧不安，腹胀嗳气酸腐	食滞内停

中医诊断学

续表

	临床表现	临床意义
问嗜睡	困倦嗜睡，头目昏沉，胸闷脘痞，肢体困重	痰湿困脾
	饭后嗜睡，神疲倦怠，食少纳呆	脾失健运，清阳不升
	大病之后，神疲嗜睡	正气未复
	极度疲惫，神志昏愦，困倦欲睡，肢冷脉微	心肾阳衰

考点　问饮食与口味

　　问口渴与饮水

分类	临床表现	临床意义
口渴多饮	大渴喜冷饮，兼 壮热、面赤、汗出、脉洪大	实热证（里热炽盛，津液大伤）
	口渴多饮，兼有 小便量多，多食易饥，体渐消瘦	消渴
	口渴咽干，夜间尤甚，颧红盗汗，舌红少津	阴虚证
渴不多饮	口渴不欲饮，兼 头身困重，身热不扬，脘闷苔腻	湿热证
	口渴不欲饮，兼 身热夜甚，心烦不寐，舌红绛	热入营血

问口味★

临床表现		临床意义
口淡		脾胃气虚
口甜	黏腻不爽	湿热蕴脾
	食少乏力	脾气虚
口黏腻		痰热内盛；湿热中阻；寒湿困脾
口酸	泛酸	肝胃蕴热
	酸馊	伤食
口涩		燥热伤津
口苦		火邪上炎，胆气上泛
口咸		肾病及寒水上泛

考点 问二便

问大便

问大便			临床表现	临床意义
大便异常	便次	便秘	大便干结，小便短赤，舌红苔黄，脉数	热结便秘，津液不足
			大便艰涩，排出困难，腹中冷痛，四肢不温，舌淡苔白	寒结便秘
		泄泻	泻下黄糜而臭，下痢脓血	大肠湿热
			腹痛肠鸣，泻后痛减，恼怒紧张而泄泻	肝郁乘脾
			厌食嗳腐，腹痛即泻，泻后痛减	伤食
			纳少腹胀，大腹隐痛	脾胃气虚
	秘质		完谷不化（便中夹有未消化食物）	食积，脾虚、肾虚泄泻
			溏结不调（时干时稀）	肝郁乘脾，肝脾不调
	排便感		肛门灼热	大肠湿热
			里急后重	痢疾，大肠癌病
			排便不爽	肝郁乘脾，大肠湿热
			大便失禁	脾肾阳虚
			肛门重坠	脾虚中气下陷

问小便

问小便			临床表现	临床意义
小便异常	尿次	频数	小便短赤，频数急迫	下焦湿热（膀胱湿热、小肠湿热）
			小便澄清，频数量多，夜间明显	下焦虚寒（肾阳虚、肾气不固）
		癃闭	实	瘀血，结石，湿热
			虚	脾气虚，肾阳虚
	尿量	增多	小便清长，量多	虚寒证
			口渴，多饮，多尿	消渴
		减少	小便短赤，发热面红	实热证，伤津
			尿少浮肿	水肿
	排尿感		尿道涩痛	淋证
			余沥不尽	肾阳虚，肾气不固
			小便失禁	肾气不固
			遗尿	肾气不足

第五单元　脉诊

考点　常见脉象的特征与临床意义

浮脉类、沉脉类

脉纲	共同特点	脉名	特征	主证
浮脉类	轻取即得	浮	轻取即得，重按稍减而不空，举之有余	表证，虚阳浮越证
		洪	脉体阔大，充实有力，来盛去衰	热盛
		濡	脉浮细无力而软	虚证，湿困
		散	浮而无根，至数不齐，脉力不均	元气离散，脏气将绝
		芤	浮大中空，有边无中，如按葱管	失血，伤阴之际
		革	浮而搏指，中空外坚，如按鼓皮	亡血，失精，半产，崩漏
沉脉类	重按始得	沉	轻取不应，重按始得	里证
		伏	重按推筋着骨始得，甚至暂时伏而不见	邪闭，厥病，痛极
		牢	沉取实大弦长，坚牢不移	阴寒内积，疝气，癥积
		弱	沉而细软无力	阳气虚衰，气血俱虚

迟脉类、数脉类

脉纲	共同特点	脉名	特征	主证
迟脉类	一息不足四至	迟	脉来迟慢，一息不足四至	寒证，邪热结聚
		缓	一息四至，脉来倦怠无力	湿病，脾胃虚弱；常人
		涩	形细行迟，艰涩不畅，脉势不均，如轻刀刮竹	精伤血少；气滞血瘀，痰食内停
		结	迟而时一止，止无定数	阴盛气结，寒痰瘀血；气血虚衰
数脉类	一息五至以上	数	一息五至以上，不足七至	热证，里虚证
		疾	一息七八至	阳极阴竭，元气欲脱
		促	数而时一止，止无定数	阳热亢盛，瘀滞，痰食停积，脏气衰败
		动	短而滑数	疼痛，惊恐

虚脉类、实脉类

脉纲	共同特点	脉名	特征	主证
虚脉类	应指无力	虚	三部脉举止无力，按之空豁	气血两虚
		细	脉细如线，应指显然	气血俱虚，湿证
		微	根细极软，似有似无	气血大虚，阳气暴脱
		代	脉来一止，止有定数，良久方还	脏气衰微，疼痛，惊恐，跌打损伤
		短	首尾俱短，不能满部	有力主气郁，无力主气损
实脉类	应指有力	实	三部脉充实有力，来去皆盛	实证；常人
		滑	往来流利，应指圆滑，如珠走盘	痰湿，食积，实热；青壮年，孕妇
		弦	端直以长，如按琴弦	肝胆病，疼痛，痰饮；老年健康者
		紧	绷急弹指，如牵绳转索	实寒证，疼痛，宿食
		长	首尾端直，超过寸关尺三部	阳气有余之阳证、热证、实证；常人
		大	脉体宽大，无脉来汹涌之势	病进；健康人

第六单元 八纲辨证

考点 表里

鉴别要点	表证	里证
病位	浅（皮毛、经络）	深（脏腑、气血、骨髓）
病史	新病，起病急	久病，起病缓
主症	恶寒发热，头身疼痛，鼻塞流涕	咳喘心悸，腹痛呕泻
舌苔	苔薄	视具体情况而定
脉	浮	沉

考点 寒热

鉴别要点	寒证	热证
寒热	恶寒喜温	恶热喜寒
口渴	不渴或渴喜热饮	渴喜冷饮
面色	白	赤
四肢	冷	热

续表

鉴别要点	寒证	热证
大便	稀溏	秘结
小便	清长	短赤
舌象	舌淡、苔白润	舌红苔黄
脉象	迟、紧	数

考点 虚实

鉴别要点	虚证	实证
病程	长	短
体质	虚弱	壮实
精神	委靡	兴奋
声息	声低息微	声高气粗
疼痛	喜按	拒按
胸腹	按之不痛，胀满时减	按之疼痛，胀满不减
发热	五心烦热，午后微热	蒸蒸壮热
恶寒	畏寒，加衣近火可减	恶寒，加衣近火不减

鉴别要点	虚证	实证
舌	质嫩，苔少或无苔	质老，苔厚腻
脉	无力	有力

考点 八纲证候间的关系

八纲证候间的关系	病机	辨证要点	证候
真热假寒	阳盛格阴	胸腹的冷热	胸腹灼热，烦躁谵语，渴喜冷饮，咽干口臭
真寒假热	阴盛格阳		胸腹触之不热，下肢冷，便溏尿清
真实假虚	大实有羸状	脉象的有力无力	肢体羸瘦而腹部硬、拒按，脉沉细而按之有力
真虚假实	至虚有盛候		大便闭塞而腹部不满，脉虚，舌淡胖

第七单元 病因辨证

考点 六淫辨证

风淫证、寒淫证、湿淫证临床表现及舌象、脉象

证型		临床表现	舌象	脉象
风淫证	风邪袭表证	恶寒，发热，汗出	苔薄白	脉浮缓
	风邪犯肺证	鼻塞，流清涕，喷嚏		
	风客肌肤证	皮肤瘙痒，丘疹		
	风邪中络证	肌肤麻木，口眼㖞斜		
	风胜行痹证	肢体关节游走疼痛		
	风水相搏证	突起面睑、肢体浮肿		
寒淫证	伤寒证	恶寒，头身疼痛，无汗	舌苔白	脉弦紧、伏
	中寒证	寒邪内侵脏腑		
湿淫证		身体困重，肢体酸痛，腹胀腹泻，纳呆	苔滑	脉濡

暑淫证、燥淫证、火淫证临床表现及舌象、脉象

证型	临床表现		舌象	脉象
暑淫证	津伤表现：便干、尿黄、口渴喜饮水	暑性炎热——发热汗出	舌红苔黄干	脉虚数
		暑多夹湿——神疲气短		
		暑闭心神——心烦头晕		
燥淫证		干燥——皮肤、口鼻、咽喉	舌红	脉浮数
		表证——恶寒发热		
火淫证		热气过盛——发热面红、胸腹灼热	舌红苔黄干	脉数、洪
		热扰心神——烦躁不安		
		热迫津泄——汗多		

第八单元　气血津液辨证

考点　气病辨证

证型	辨证要点
气虚证	疲乏、气短、动则加重，舌淡嫩，脉虚
气陷证	内脏下垂

续表

证型	辨证要点
气不固证	自汗，二便、经、精等不固
气脱证	息微弱，汗出不止，脉微欲绝
气滞证	胀闷，胀痛，窜痛，脉弦
气逆证	咳喘，呕吐，呃逆
气闭证	突发昏厥或绞痛，二便闭塞，息粗脉实，脉沉弦有力

考点　血病辨证

证型	辨证要点	舌象	脉象
血虚证	面、睑、唇、爪甲的颜色淡白	舌淡白	脉细无力
血脱证	面色苍白、心悸气短	舌色枯白	脉微、芤
血瘀证	固定刺痛，有肿块，出血	紫色斑点	脉细涩、结代
血热证	身热口渴，斑疹吐衄，烦躁谵语	舌绛	脉数
血寒证	冷痛拘急，畏寒，月经后期，经色紫暗夹块	唇舌青紫，苔白滑	脉沉迟弦涩

考点　气血同病辨证

证型	辨证要点	临床表现	舌象	脉象
气滞血瘀	气滞	胸胁胀闷，走窜疼痛，急躁易怒或抑郁不乐	舌质紫暗、有斑点	脉弦涩
	血瘀	胁下痞块，刺痛拒按；妇女痛经，经色暗紫、有块		
气虚血瘀	气虚	面色淡白无华，倦怠乏力，少气懒言	舌淡紫、有斑点	脉涩
	血瘀	刺痛拒按		
气血两虚	气虚	少气懒言，神疲乏力，自汗	舌淡白	脉细无力
	血虚	面色无华，唇甲淡白，心悸失眠，头晕目眩		
气不摄血	出血	出现衄血、便血、尿血、崩漏	舌淡白	脉弱
	气虚	面色淡白，神疲乏力，少气懒言		
气随血脱	大量出血		舌淡	脉微欲绝
	亡阳	气少息微，冷汗淋漓		

考点　津液病辨证

证型	辨证要点	舌象	脉象
痰证	痰多，胸闷，呕恶，眩晕，体胖	苔腻	脉滑

续表

证型		辨证要点	舌象	脉象
饮证	痰饮	饮停胃肠——脘痞，呕吐清水，振水声	苔白滑	脉弦、滑
	悬饮	饮停胸胁——肋间饱满，咳嗽转侧痛增		
	支饮	饮停心肺——胸闷心悸，气短不能平卧		
	溢饮	饮溢四肢——体重酸痛，浮肿尿少		
水停证		肢体浮肿，小便不利，腹大痞胀	舌淡胖	脉濡缓
津液亏虚证		口渴尿少，口鼻唇舌、皮肤、大便干燥	舌红	脉细数无力

第九单元　脏腑辨证

考点　心与小肠病辨证

心气虚证、心阳虚证、心阳暴脱证的鉴别

证型	相同症状	兼症	舌象	脉象
心气虚证	心悸怔忡，胸闷气短，活动加重，自汗	气虚证	舌淡苔白	脉虚
心阳虚证		阳虚证——面色㿠白，畏寒肢冷	舌淡胖苔白滑	脉弱或结代
心阳暴脱证		亡阳证——冷汗淋漓，肢厥呼微	舌淡紫	脉微欲绝

心血虚证、心阴虚证的鉴别

证型	相同症状	兼症	舌象	脉象
心血虚证	心悸失眠，多梦	血虚表现（"色白"无热象）——面色淡白	唇舌色淡	脉细弱
心阴虚证		阴虚表现（"色赤"有热象）——咽干消瘦，颧红潮热	舌红少苔	脉细数

心脉痹阻证的鉴别

证型	相同症状	疼痛特点	兼症	舌象	脉象
瘀阻心脉证	心悸怔忡，胸闷作痛，痛引肩背，时作时止	刺痛		舌紫暗有斑点	脉细涩、结代
痰阻心脉证		闷痛	体胖痰多，身重困倦	苔白腻	脉沉滑、沉涩
寒凝心脉证		剧痛	遇寒加重，得温痛减	舌淡苔白	脉沉迟、沉紧
气滞心脉证		胀痛	胁胀善太息	舌淡红	脉弦

痰蒙心神证、痰火扰神证的鉴别

证型	相同症状	不同症状
痰蒙心神证	神志异常，痰浊内盛	有痰无火——痰浊，抑郁，痴呆，错乱
痰火扰神证		有痰有火——痰热，神志狂躁，神昏谵语

心火亢盛证、小肠实热证的鉴别

证型	相同症状	不同症状
心火亢盛证	心烦失眠，口舌生疮，尿赤涩灼痛	心火迫血妄行——吐血衄血；热扰心神——狂躁谵妄，神志不清
小肠实热证		

考点　肺与大肠病辨证

肺气虚证、肺阴虚证的鉴别

证型	主症	兼症		舌象	脉象
肺气虚证	咳痰无力、清稀	气虚证——气短而喘，声低懒言，自汗神疲		舌淡苔白	脉弱
肺阴虚证	干咳少痰带血	阴虚证——声音嘶哑，咽干消瘦，潮热颧红		舌红少苔	脉细数

风寒犯肺证、寒痰阻肺证、饮停胸胁证的鉴别

证型	相同症状	兼症		舌象	脉象
风寒犯肺证		风寒表证——恶寒发热，鼻塞，流清涕		舌苔薄白	脉浮紧
寒痰阻肺证	咳嗽、痰白	寒饮停肺——痰清稀 寒痰阻肺——痰质稠	寒象——恶寒，肢冷；量多易咳	舌质淡，苔白腻、白滑	脉弦、滑
饮停胸胁证		水饮停于胸胁——胸廓饱满，胸胁部胀闷		舌苔白滑	脉沉弦

风热犯肺证、肺热炽盛证、痰热壅肺证、燥邪犯肺证的鉴别

证型	主症	兼症	舌象	脉象
风热犯肺证	咳嗽，痰黄稠	风热表证——恶寒轻发热重	舌尖红苔黄	脉浮数
肺热炽盛证	咳喘，气粗鼻扇	实热症状——鼻息灼热，咽肿尿黄	舌红苔黄	脉洪数
痰热壅肺证	发热咳喘，痰多黄稠	痰热症状——胸闷，烦躁不安	舌红苔黄腻	脉滑数
燥邪犯肺证	干咳，痰少质黏	燥邪犯表证——口鼻干燥，恶寒发热	舌薄白干燥	脉浮数

肠道湿热、肠热腑实、肠燥津亏证的鉴别

证型	主症		兼症	舌象	脉象
肠道湿热证	腹痛	大便黄稠，秽臭，暴泻如水，下痢脓血	身热口渴，肛门灼热	舌质红苔黄腻	脉滑数
肠热腑实证		便秘，热结旁流，恶臭	高热，汗多口渴，神昏谵语	舌红苔黄厚而燥	脉沉数
肠燥津亏证		便燥如羊屎，艰涩难下	口干，口臭，头晕		脉细涩

考点　脾与胃病辨证

脾气虚证、脾阳虚证、脾虚气陷证、脾不统血证的鉴别

证型	相同症状	不同症状	舌象	脉象
脾气虚证	纳呆腹胀，便溏肢倦，神疲乏力，面色萎黄	气虚证——浮肿或消瘦	舌质淡胖边有齿痕，苔白滑	脉缓、弱
脾阳虚证		虚寒证——腹痛喜温按，肢冷尿少		脉沉迟无力
脾虚气陷证		气陷证——脘腹坠胀，脱肛，子宫下垂	舌淡苔白	脉缓、弱
脾不统血证		出血证——便血，尿血，鼻衄，崩漏		脉细无力

湿热蕴脾证、寒湿困脾证的鉴别

证型	相同症状	兼症	舌象	脉象
湿热蕴脾证	腹胀纳呆，便溏身重，身目发黄	兼热——身热起伏，黄色鲜明，皮痒尿赤	舌红苔黄腻	脉濡数、滑数
寒湿困脾证		兼寒——口淡不渴，黄色晦暗，肢肿尿少	舌淡苔白腻	脉濡缓、沉细

胃气虚证、胃阳虚证、胃阴虚证的鉴别

证型	主症	兼症	舌象	脉象
胃气虚证	胃脘痞满，隐痛喜按	气短懒言，神疲乏力	舌淡，苔薄白	脉弱
胃阳虚证	胃脘冷痛，喜温喜按	畏寒肢冷	舌淡胖嫩	脉沉迟无力

证型	主症	兼症	舌象	脉象
胃阴虚证	胃脘嘈杂，隐隐灼痛	饥不欲食，干呕呃逆，口燥	舌红少苔乏津	脉细数

胃热炽盛证、寒饮停胃证的鉴别

证型	主症	兼症	舌象	脉象
胃热炽盛证	胃脘灼痛，消谷善饥，渴喜冷饮	口臭，牙龈肿痛溃烂	舌红苔黄	脉滑数
寒饮停胃证	胃脘痞胀，呕吐清水痰涎，有振水声	口淡不渴	舌苔白滑	脉沉弦

寒滞胃肠证、食滞胃肠证、胃肠气滞证的鉴别

证型	证候	舌象	脉象
寒滞胃肠证	胃脘冷痛，痛势剧烈，得温则减	舌苔白润	脉弦紧、沉紧
食滞胃肠证	胃脘胀痛，呕泻物酸馊腐臭	舌苔厚腻	脉滑、沉实
胃肠气滞证	胃脘胀痛走窜，肠鸣矢气	苔厚	脉弦

考点　肝与胆病辨证

肝血虚证、肝阴虚证的鉴别

证型	相同症状	兼症	舌象	脉象
肝血虚证	头晕眼花，	无热象——肢麻手颤，经少，爪甲不荣	舌淡	脉细
肝阴虚证	视力减退	有热象——目涩，胁痛，潮热颧红，手足蠕动	舌红少苔	脉弦细数

肝郁气滞证、肝火炽盛证、肝阳上亢证的鉴别

证型	主症	兼症	舌象	脉象
肝郁气滞证	情志抑郁，胸胁少腹胀痛	咽部异物感，胁下肿块，月经不调	舌苔薄白	脉弦
肝火炽盛证	头晕胀痛，面赤，口苦口	火热过盛——胁肋灼痛，便秘尿黄	舌红苔黄	脉弦数
肝阳上亢证	干，急躁易怒，耳鸣失眠	上实下虚——头重脚轻，腰膝酸软	舌红少津	脉弦有力

肝风内动四证的鉴别

证型	性质	辨证要点	舌象	脉象
肝阳化风证	上实下虚	眩晕，肢麻震颤，头胀面赤，昏仆，口眼㖞斜	舌红苔白	脉弦有力
热极生风证	实热证	高热，神昏，抽搐	舌红绛	脉弦数
阴虚动风证	虚证	眩晕，手足蠕动＋阴虚内热症状	舌红少津	脉弦细数
血虚生风证		眩晕，瞤动，瘙痒，拘急，肢麻震颤＋血虚症状	舌淡苔白	脉细

寒滞肝脉证的临床表现

证型	典型症状	伴随症状	舌象	脉象
寒滞肝脉证	少腹、前阴、颠顶冷痛，得温则减	实寒证——恶寒肢冷	舌淡，苔白润	脉沉紧

肝胆湿热证的临床表现

证型	典型症状	伴随症状	舌象	脉象
肝胆湿热证	身目发黄，胁肋胀痛，阴部瘙痒，带下臭秽	湿热证——纳呆厌油，大便不调，尿赤，发热	舌红，苔黄腻	脉弦滑数

胆郁痰扰证的临床表现

证型	典型症状	舌象	脉象
胆郁痰扰证	胆怯易惊，烦躁失眠，眩晕呕恶	舌淡红或红，苔白腻或黄滑	脉弦缓或弦数

考点 肾与膀胱病辨证

肾阳虚证与肾虚水泛证的鉴别要点

证型	相同症状	不同症状	舌象	脉象
肾阳虚证	虚寒证——畏寒肢冷，	性欲减退，夜尿频多	舌淡苔白	脉沉细无力
肾虚水泛证	腰膝酸冷	水肿下肢为甚，尿少	舌淡胖，苔白滑	脉沉迟无力

肾阴虚证与肾精不足证的鉴别要点

证型	辨证要点	舌象	脉象
肾阴虚证	腰膝而痛，头晕耳鸣，遗精经少，潮热盗汗 + 虚热证	舌红少津	脉细数
肾精不足证	先天不足，生长发育迟缓，生育功能低下	舌淡红苔白	脉沉细
肾气不固证	腰膝酸软，小便、精液、经带、胎气不固 + 气虚证	舌淡苔白	脉弱

考点　脏腑兼病辨证

心肾不交证、心脾气血虚证的临床表现、鉴别要点

证型	辨证要点	舌象	脉象
心肾不交证	心悸，失眠，耳鸣，腰酸，梦遗＋虚热证	舌红少苔	脉细数
心脾气血虚证	心悸，神疲，头晕，食少，腹胀，便溏	舌淡嫩	脉弱

肝火犯肺证、肝胃不和证、肝郁脾虚证的鉴别

证型	相同症状	不同症状	舌象	脉象
肝火犯肺证	胸胁灼痛，急躁易怒	咳嗽痰黄，咯血	舌红，苔薄黄	脉弦数
肝胃不和证	脘胁胀痛，情志抑郁	嗳气吞酸	舌淡红，苔薄黄	脉弦
肝郁脾虚证		腹胀便溏	舌苔白	脉弦或缓

心肺气虚证、脾肺气虚证、肺肾气虚证的鉴别

证型	相同症状	不同症状	舌象	脉象
心肺气虚证	肺气虚表现：咳喘无力，吐痰清稀	心气虚——胸闷，心悸	舌淡苔白或唇舌淡紫	脉弱
脾肺气虚证		脾气虚——食少，腹胀，便溏	舌淡，苔白滑	
肺肾气虚证		肾气虚——呼多吸少，尿随咳出	舌淡紫	

心肾阳虚证、脾肾阳虚证的鉴别

证型	相同症状	临床表现	舌象	脉象
心肾阳虚证	虚寒证——畏寒肢冷；	心阳虚——心悸怔忡，胸闷气喘	舌淡紫	脉弱
脾肾阳虚证	肾阳虚——腰膝酸冷，水肿	脾阳虚——久泻久痢，完谷不化	舌淡胖	脉沉迟

心肝血虚证、肝肾阴虚证、肺肾阴虚证的鉴别

证型	相同症状	不同症状	舌象	脉象
心肝血虚证	心血虚——心悸，多梦，眩晕，视物模糊		舌质淡白	脉细
	肝血虚——肢麻，经少，面白无华，爪甲不荣			
肝肾阴虚证	肾阴虚——耳鸣腰酸，遗精，低热颧红	肝阴虚——眩晕，胁痛，口燥咽干	舌红少苔	脉细数
肺肾阴虚证		肺阴虚——咳嗽痰少带血，声音嘶哑，咽干		

肝火犯肺证与燥邪犯肺证、热邪壅肺证、肺阴虚证的鉴别

证型	相同症状	不同症状	舌象	脉象
肝火犯肺证		肝火内炽——急躁易怒，胁肋灼痛	舌红苔薄黄	脉弦数
燥邪犯肺证	咳嗽，咯血	只发于秋季，必兼发热恶寒之表证	苔薄而少津	脉浮数
肺热炽盛证		与情志无关，肝经症状不明显，实热表现	舌红苔黄	脉滑数
肺阴虚证		阴虚内热——潮热盗汗	舌苔白	脉弦或缓弱

肝肾阴虚证与肝阳上亢证的鉴别

证型	相同症状	不同症状	舌象	脉象
肝肾阴虚证	眩晕耳鸣，腰膝酸软	虚火内扰——颧红盗汗，五心烦热	舌红少苔	脉细数
肝阳上亢证		肝阳亢逆，气血上冲——面赤急躁，头重脚轻	舌红	脉弦

第十单元　六经辨证

考点　三阳经病辨证

三阳经病证型		辨证要点	治法	方药
太阳病证	太阳中风证	表虚证——汗出恶风，脉浮缓	调和营卫，祛风解肌	桂枝汤
	太阳伤寒证	表实证——无汗恶寒，脉浮紧	发汗解表，宣肺平喘	麻黄汤
阳明病证	阳明热证	大热，大汗，大渴，脉洪大	辛寒清热	白虎汤
	阳明实证	潮热汗出，腹满便秘，脉沉实	攻下实热，荡涤燥结	承气汤
少阳病证	本证	往来寒热，胸胁苦满	和解少阳	小柴胡汤
	兼证	呕不止，心下急，郁郁微烦	和解少阳，泄热通腑	大柴胡汤
		烦惊谵语，小便不利	和解枢机，驱邪畅气	柴胡加龙骨牡蛎汤

考点 三阴经病辨证

三阴经病证型		辨证要点	治法	方药
太阴病证	本证	腹满时痛，腹泻	温中健脾，散寒燥湿	四逆汤或理中汤
	兼证	恶寒，便溏，脉浮	轻散表寒	桂枝汤
		腹痛拒按	通阳益脾，活血和络	桂枝加芍药汤
少阴病证	寒化证	畏寒肢厥，下利清谷，脉微细	急救回阳，温经散寒	四逆汤
		腹痛，小便不利，水肿	温阳利水	真武汤
		身痛，骨节痛，手足寒	温经散寒，除湿止痛	附子汤
	热化证	心烦不寐＋阴虚证候	滋阴降火	黄连阿胶汤
厥阴病证	寒热错杂证	消渴，气上冲心，心中疼热，饥不欲食	清上温下，安蛔止痛	乌梅丸
	寒证	手足厥冷，脉细欲绝	温经散寒，养血通脉	当归四逆汤

第十一单元 卫气营血辨证

考点 卫分证、气分证、营分证、血分证

证型		辨证要点	治法	方药
卫分证	风热犯卫证	发热，微恶风寒，舌边尖红，脉浮数	辛凉解表，宣肺泄热	银翘散
	燥热犯卫证	发热恶寒，咳嗽少痰，咽干鼻燥	辛凉甘润，轻透肺卫	桑杏汤
气分证	邪热壅肺证	身热不恶寒，咳喘，舌红苔黄，脉数	清热宣肺平喘	麻杏甘石汤
	热扰胸膈证	心烦懊憹，坐卧不安	清宣郁热	栀子豉汤
	热结肠道证	身热，大便不通，小便不畅	通大便利小便	导赤承气汤
营分证	热灼营阴证	身热夜甚，心烦躁扰，斑疹隐隐	清营泄热	清营汤
	热陷心包证	身灼热，神昏谵语	清心开窍	清宫汤
血分证	热盛动血证	身体灼热，躁扰不安，斑色紫黑	凉血散血，清热解毒	犀角地黄汤
	热盛动风证	身热壮盛，甚则狂乱神昏	凉肝息风	羚角钩藤汤
	热盛伤阴证	持续低热，暮热早凉，五心烦热	育阴清热	黄连阿胶汤

第 三 篇

中药学

第一单元　中药的性能

考点　四气、五味、升降浮沉、归经

四气	五味		升降浮沉	归经
寒凉药——滋阴除蒸、清新开窍、凉肝息风	辛——能散能行		酒制——升	味辛、色白——肺、大肠经
	甘——能补能和能缓		姜炒——散	
温热药——引火归原、回阳救逆	酸——能收能涩		醋炒——收敛	味苦、色赤——心、小肠经
	苦——能泄能燥能坚		盐炒——下行	
	咸——能下能软			

考点　毒性

引起毒性反应的原因

剂量大	如砒霜、胆矾、蟾酥、马钱子、附子、乌头
误服伪品	如误以华山参、商陆代人参，独角莲代天麻
炮制不当	如使用未经炮制的生附子、生乌头
制剂服法不当	如乌头、附子中毒，多因煎煮时间短，或服后受寒、进食生冷

第二单元 中药的配伍

考点 中药配伍的内容

分类		概念	举例
协同作用	相须	增强原有药物的功效	麻黄配桂枝能增强发汗解表、祛风散寒的作用
	相使	辅药可以提高主药的疗效	黄芪配茯苓治脾虚水肿
不良反应	相畏	抑制不良反应	半夏畏生姜，即因生姜可以抑制半夏的毒副作用
	相杀	消除不良反应	金钱草配雷公藤
配伍禁忌	相恶	破坏另一种药物的功效	人参配莱菔子
	相反	同用产生剧烈不良反应	甘草反甘遂

第三单元　中药的用药禁忌

考点　配伍禁忌、妊娠用药禁忌 ★

用药禁忌		具体药物	
配伍禁忌	十八反	本草明言十八反，半蒌贝蔹及攻乌，藻戟遂芫俱战草，诸参辛芍叛藜芦	
	十九畏	硫黄畏朴硝	川乌、草乌畏犀角
		狼毒畏密陀僧	牙硝畏三棱
		巴豆畏牵牛	肉桂畏赤石脂
		丁香畏郁金	人参畏五灵脂
妊娠禁忌	慎用	通经祛瘀、行气破滞及辛热滑利之品。如"桃红膝黄枳附桂，干姜木通瞿麦葵"	
	禁用	毒性较强或药性猛烈的药物。如"豆牛大陆"	

中药学

第四单元　中药的剂量与用法

考点　中药的用法

用法	适用药类/操作	具体药物
先煎	金石、矿物、介壳类；毒副作用强的药物可降低毒性	磁石、鳖甲
后下	气味芳香、久煎可破坏有效成分	钩藤、薄荷、番泻叶
包煎	黏性强、粉末状、带有绒毛	滑石、青黛、旋覆花
另煎	贵重药材	人参、羚羊角
烊化	单用水或黄酒将药物加热溶化即烊化后，用煎好的药液冲服	阿胶、龟甲
冲服	贵重药材，液体药物	用于止血的三七、竹沥汁、姜汁、藕汁、荸荠汁、鲜地黄汁

第五单元 解表药

考点 发散风寒药

药名	相同功效	鉴别功效	记忆点		
麻黄	发汗解表, 利水消肿	宣肺平喘	止咳平喘多炙用		
香薷		化湿和中	治无汗、吐泻		
桂枝	发汗解肌, 温通经脉, 助阳化气		表虚有汗、表实无汗均可; 治寒凝血脉, 痰饮蓄水		
紫苏	解表散寒	行气宽中, 解鱼蟹毒	治脾胃气滞, 胸闷呕吐		
生姜		温中止呕, 温肺止咳	解毒: 鱼虾蟹; 生半夏、生南星		
荆芥	祛风解表	透疹消疮, 止血	善祛风; 生用解表透疹消疮, 炒用止血		
防风		胜湿止痛, 止痉	"风药之润剂", 祛风且胜湿		
羌活	解表散寒, 祛风止痛	胜湿	治带下, 鼻渊, 疮痈肿痛	太阳头痛	
白芷		通鼻窍, 燥湿止带, 消肿排脓		阳明头痛	
细辛		通窍, 温肺化饮	治少阴头痛, 鼻渊之良药, 反藜芦		
藁本	祛风散寒, 除湿止痛		厥阴头痛, 颠顶疼痛		

续表

药名	相同功效	鉴别功效	记忆点
辛夷	发散风寒，		包煎
苍耳子	通鼻窍	祛风湿，止痛	血虚头痛不宜服用，过量服用易中毒

考点　发散风热药

药名	相同功效	鉴别功效	记忆点
薄荷	疏散风热，	利咽透疹，疏肝行气	治温病初期，胸闷胁痛；宜后下
蔓荆子	清利头目		治目赤肿痛
牛蒡子	疏散风热，	透疹，宣肺祛痰，解毒消肿	治痈肿疮毒，丹毒，痄腮喉痹
蝉蜕	利咽	开音，明目退翳，息风止痉	疏肝经风热，治目赤翳障、急慢惊风
桑叶	疏散风热，平抑肝阳，	清肺润燥，凉血止血	治肺热咳嗽，蜜炙可增强润肺止咳功效
菊花	清肝明目	清热解毒	平肝、清肝明目之力强，治疮痈肿毒
柴胡		解表退热，疏肝解郁	治少阳证；肝郁气滞；疟疾寒热
升麻	升举阳气	解表透疹，清热解毒	治口疮咽肿
葛根		解肌退热，透疹，生津止渴，止泻	治项背强痛，热泻热痢，升阳止泻宜煨用
淡豆豉	解表，除烦，宣发郁热		

第六单元　清热药

考点　清热泻火药

药名	相同功效	鉴别功效	记忆点
石膏	清热泻火	生用：清热泻火，除烦止渴；煅用：敛疮生肌，收湿止血	甘、辛，大寒。清泻肺胃气分实热要药，生石膏宜先煎，煅石膏宜外用
知母	清热泻火	生津润燥	适用于骨蒸潮热者；脾虚便溏者忌用
栀子		除烦利湿，凉血解毒	归三焦经；焦栀子可凉血止血
淡竹叶		除烦利尿	治热病烦渴、口疮尿赤、热淋涩痛
芦根	清热泻火，生津止渴	除烦止呕，利尿	重在清热，常用于胃热呕哕
天花粉		消肿排脓	重在生津，常用于疮疡肿痛
夏枯草	清热泻火明目	散结消肿	治瘰疬、瘿瘤
决明子		润肠通便	治肠燥便秘

考点　清热燥湿药

药名	相同功效	鉴别功效	记忆点
黄芩	清热燥湿，泻火解毒	止血，安胎	偏泻上焦肺火，用于肺热咳嗽者。煎服，清热；生用，安胎炒用，清上焦热酒炙；止血炒炭
黄连			偏泻中焦胃火，长于泻心火
黄柏		除骨蒸	偏泻下焦相火，湿热下注及骨蒸劳热者多用
龙胆	清热燥湿	泻肝胆火	治湿热黄疸、肝火头痛
苦参		杀虫，利尿	反藜芦，脾胃虚寒者慎用
秦皮		收涩止痢，止带，明目	
白鲜皮		祛风解毒	

考点　清热解毒药

清热解毒药（一）

药名	相同功效	鉴别功效	记忆点
金银花	清热解毒，疏风散热		治痈肿疔疮，浓煎可以凉血止痢
连翘		消肿散结	治痈肿疮毒、瘰疬痰核，"疮家圣药"

药名	相同功效	鉴别功效	记忆点
大青叶	清热解毒，凉血消斑		凉血消斑力强
板蓝根		利咽	解毒利咽效佳
青黛		定惊，清泻肝火	清肝定惊功著，内服 1.5 ~ 3g
射干	清热解毒，利咽	消痰	治咽喉肿痛、痰盛咳喘
马勃		止血	
山豆根		消肿	有毒，3 ~ 6g
白头翁	清热解毒，凉血止痢		治热毒血痢
马齿苋		止血	
土茯苓	解毒，除湿，通利关节		治梅毒

清热解毒药（二）

药名	相同功效	鉴别功效	记忆点
蒲公英	清热解毒，利湿通淋	消肿散结	治内外热毒疮痈、疏郁通乳——乳痈
白花蛇舌草			治毒蛇咬伤、热淋涩痛

中药学

续表

药名	相同功效	鉴别功效	记忆点
穿心莲	清热解毒，凉血消肿	燥湿	脾胃虚寒不宜服用
紫花地丁			
贯众		凉血止血，杀虫	治风热感冒，血热出血，虫疾
鸦胆子	清热解毒	止痢，截疟，腐蚀赘疣	内服 0.5～2g，不宜入煎剂，外用适量
熊胆		清肝明目，息风止痉	内服 0.25～0.5g，入丸散，口服宜胶囊剂
败酱草	清热解毒，	祛瘀止痛	
鱼腥草	消痈排脓	利尿通淋	"肺痈之要药"
山慈菇	清热解毒，		
漏芦	消痈散结	通经下乳，舒筋通脉	
大血藤	清热解毒，活血，祛风，止痛		
野菊花	清热解毒		

考点 清热凉血药

药名	相同功效	鉴别功效	记忆点
生地黄	清热凉血	养阴生津	清热凉血力较大；治热入营血、舌绛烦渴、斑疹吐衄
玄参		泻火解毒，滋阴	泻火解毒力较强；反藜芦

药名	相同功效	鉴别功效	记忆点
牡丹皮	清热凉血	活血祛瘀	偏凉血，用治无汗骨蒸
赤芍		散瘀止痛	偏活血，用治温毒发斑、血热吐衄；目赤肿痛，痈肿疮疡；肝郁胁痛，经闭痛经，癥瘕腹痛，跌打损伤；反藜芦
紫草	清热凉血，解毒	活血，透疹	治温病血热毒盛
水牛角		定惊	宜先煎 3h 以上

考点 清虚热药

药名	相同功效	鉴别功效	记忆点
青蒿	清透虚热	截疟，解暑，凉血除蒸	治温邪伤阴，夜热早凉；阴虚发热，劳热骨蒸；暑热外感，发热口渴；疟疾寒热
地骨皮		凉血除蒸，清肺降火，生津止渴	治骨蒸盗汗
白薇		清热凉血，利尿通淋，解毒疗疮	
银柴胡	清虚热，除疳热		
胡黄连		清湿热	

第七单元　泻下药

考点　攻下药

药名	相同功效	鉴别功效	记忆点
大黄	泻下攻积	清热泻火，凉血解毒，逐瘀通经	治烧烫伤、瘀血证、黄疸；宜后下。
芒硝		润燥 软坚，清热消肿	善治燥屎坚结；冲入药汁或开水溶化
番泻叶	泻下通便	温开水泡服，宜后下	
芦荟		清肝杀虫	入丸散，每次 1～2 g

考点　润下药

药名	相同功效	鉴别功效	记忆点
火麻仁	润肠通便		
郁李仁		利水消肿	治水肿胀满，脚气浮肿
柏子仁		润肺止咳	治肺燥咳嗽

考点　峻下逐水药

药名	相同功效	鉴别功效	记忆点
甘遂	泻水逐饮	消肿散结	内服醋制
大戟			不宜与甘草同用，炒用减缓药性
芫花		祛痰止咳，杀虫疗疮	不宜与甘草同用
牵牛子	泻下逐水，去积杀虫		不宜与巴豆、巴豆霜同用
巴豆	峻下冷积，逐水退肿，祛痰利咽，外用蚀疮		入丸散服，每次0.1~0.3g，制成巴豆霜，外用适量

第八单元　祛风湿药

考点　祛风寒湿药

药名	相同功效	鉴别功效	记忆点
独活	祛风湿，止痛	解表	治风寒夹湿表证、少阴头痛
威灵仙		通络，消骨鲠	
川乌		温经	治寒疝疼痛；酒浸、酒煎易中毒

续表

药名	相同功效	鉴别功效	记忆点
蕲蛇	祛风，通络，止痉		治中风半身不遂；有毒
乌梢蛇			
青风藤	祛风湿，通经络，利小便		
木瓜	舒筋活络，和胃化湿		治脚气水肿、吐泻转筋

考点　祛风湿热药

药名	相同功效	鉴别功效	记忆点
秦艽	祛风湿，止痛	通络，退虚热，清湿热	归胃、肝、胆经；治骨蒸劳热，黄疸
防己		利水消肿	治水肿脚气
豨莶草	祛风湿，利关节	解毒	制用治风湿痹痛、半身不遂；生用治风疹疮疡
桑枝			
络石藤	祛风通络，凉血消肿		

考点　祛风湿强筋骨药

药名	相同功效	鉴别功效	记忆点
桑寄生	祛风湿，补肝肾，强筋骨	安胎	长于补肝肾，多用于风湿或肾虚的腰痛及肾虚胎动不安
五加皮		利水	长于利水，多用于湿痹肿痛
狗脊	祛风湿，补肝肾，强腰膝		

第九单元　化湿药

药名	相同功效	鉴别功效	记忆点	
佩兰	化湿解暑			治暑湿、湿温
藿香		止呕	治湿阻中焦，呕吐	
白豆蔻	化湿行气	温中止呕		宜后下
砂仁		温中止泻，安胎	治妊娠恶阻，胎动不安	
苍术	燥湿健脾	祛风散寒	性辛、苦，温；治风湿痹证，风寒夹湿表证	
厚朴	燥湿消痰	下气除满	性苦、辛，温；治痰饮喘咳	
草果	燥湿温中	除痰截疟		

第十单元　利水渗湿药

考点　利水消肿药

药名	相同功效	鉴别功效	记忆点
茯苓	利水渗湿	健脾，宁心	能补能利，既善渗泄水湿，又能健脾宁心
薏苡仁		健脾，除痹，清热排脓	性凉能清热排脓
泽泻		泄热	
猪苓			利水作用强，用于水肿、小便不利、泄泻
香加皮	利水消肿	祛风湿，强筋骨	有毒，服用不宜过量
冬瓜皮		清热解暑	

考点　利尿通淋药

药名	相同功效	鉴别功效	记忆点
车前子	利尿通淋	渗湿止泻，明目，祛痰	包煎
滑石		清热解暑，收湿敛疮	治疗湿疮、湿疹、痱子；包煎

药名	相同功效	鉴别功效	记忆点
木通	利尿通淋，通经下乳	清心火	不宜过量或久服
通草			
石韦	利尿通淋	清肺止咳，凉血止血	
瞿麦		破血通经	
地肤子		清热利湿，止痒	
海金沙		止痛	宜包煎
萹蓄		杀虫止痒	
草薢	利湿去浊，祛风除痹		

考点 利湿退黄药

药名	鉴别功效	记忆点
茵陈	利胆退黄，清热利湿	
金钱草	利湿退黄，利尿通淋，解毒消肿	
虎杖	利湿退黄，清热解毒，散瘀止痛，化痰止咳，泄热通便	活血止痛效果好

中
药
学

第十一单元　温里药

药名	相同功效	鉴别功效	记忆点
附子	回阳救逆，补火助阳，散寒止痛		治偏中下焦里寒证、亡阳证
干姜	温中散寒，回阳通脉，温肺化饮		治偏中上焦里寒证
肉桂	补火助阳，散寒止痛，温通经脉，引火归原		治虚阳上浮证，宜后下或焗服，畏赤石脂
吴茱萸		降逆止呕，助阳止泻	归肝、脾、胃、肾经
小茴香	散寒止痛	理气和胃	治寒疝腹痛，睾丸坠胀，少腹冷痛
丁香		温中降逆，温肾助阳	畏郁金
高良姜	温中止痛	温中止呕	
花椒		杀虫止痒	

第十二单元 理气药

考点 理气药

药名	相同功效	鉴别功效	记忆点
陈皮	理气健脾，燥湿化痰		治脾胃气滞证，呕吐、呃逆证，湿痰、寒痰咳嗽，胸痹证
青皮	疏肝破气，消积化滞		治乳房胀痛，疝气疼痛，食积腹痛
枳实	破气除痞，化痰消积		治胃肠积滞，湿热泻痢，胸痹，气滞疼痛，产后腹痛
佛手	疏肝解郁，理气和中	燥湿化痰	
香附		调经止痛	"调经要药"
木香		健脾消食	治脾胃气滞证，泻痢里急后重，腹痛胁痛，黄疸，疝气痛，气滞血瘀之胸痹
沉香	行气止痛	温中止呕，纳气平喘	宜后下
川楝子		杀虫	治肝郁化火诸痛，虫积腹痛；有毒
乌药		温肾散寒	治尿频遗尿
檀香		散寒调中	宜后下

续表

药名	相同功效	鉴别功效	记忆点
薤白	行气导滞	通阳散结	气虚无滞及胃弱纳呆者不宜用
大腹皮	行气宽中	利水消肿	

第十三单元　消食药

药名	功效		记忆点
山楂	消食化积，行气散瘀		治疝气痛、痛经
莱菔子	消食除胀，降气化痰		治咳喘痰多；不宜与人参同服
神曲	消食和胃		治外感表证兼有食积
鸡内金	消食健胃	涩精止遗	治遗尿、砂石淋证
麦芽		回乳消胀，疏肝解郁	治米面薯芋食滞及断乳、乳胀
稻芽	消食和中，健脾开胃		

第十四单元 驱虫药

药名	相同功效	鉴别功效	记忆点
槟榔	杀虫消积	行气，利水，截疟	治水肿脚气，疟疾
使君子			忌与热茶同服
雷丸			
榧子		润肠通便，润肺止咳	
苦楝皮	杀虫，疗癣		治疥癣湿疮

第十五单元 止血药

考点 凉血止血药

药名	相同功效	鉴别功效	记忆点
大蓟	凉血止血，散瘀解毒消痈		散瘀消痈力强，止血作用广泛
小蓟			兼能利尿通淋，治血尿、血淋为佳

续表

药名	相同功效	鉴别功效	记忆点
地榆	凉血止血	解毒敛疮	治烫伤、湿疹、疮疡痈肿
侧柏叶		化痰止咳，生发乌发	
槐花		清泻肝火	治目赤肿痛；炒炭——止血，生用——清热泻火
白茅根		清热利尿，清肺胃热	治血热出血证，水肿，热淋，黄疸，胃热呕吐，肺热咳喘

考点　化瘀止血药

药名	相同功效	鉴别功效	记忆点
三七	化瘀止血	活血定痛	止血化瘀疗伤之要药；孕妇慎用
茜草		凉血，通经	凉血化瘀止血之良药
蒲黄		利尿	包煎；炒用——止血，生用——化瘀、利尿；孕妇慎用
降香		理气止痛	宜后下

考点　收敛止血药

药名	相同功效	鉴别功效	记忆点
白及	收敛止血	消肿生肌	不宜与乌头类药材同用
仙鹤草		止痢，截疟，补虚	
棕榈炭		止泻止带	
血余炭		化瘀利尿	

考点　温经止血药

药名	相同功效	鉴别功效	记忆点
艾叶	温经止血	散寒调经，安胎	治胎动不安
炮姜		温中止痛	

中药学

第十六单元 活血化瘀药

考点 活血止痛药

药名	相同功效	鉴别功效	记忆点
川芎	活血行气止痛	祛风	治头痛、风湿痹痛
延胡索			行血中之气滞，气中血滞，专治一身上下诸痛
姜黄		通经	祛瘀力强，治寒凝气滞血瘀证，风湿痛痹
郁金		解郁，清心凉血，利胆退黄	畏丁香；治热病神昏、湿热黄疸
乳香	活血止痛，消肿生肌	行气	治跌打损伤，气滞血瘀痛证
没药			
五灵脂	活血止痛	化瘀止血	人参畏五灵脂

考点 活血调经药

药名	相同功效	鉴别功效	记忆点
丹参	祛瘀止痛，活血通经	凉血消痈，除烦安神	既活血，又凉血；反藜芦
红花			

药名	相同功效	鉴别功效	记忆点
桃仁	活血祛瘀，润肠通便，止咳平喘		
益母草	活血调经，	清热解毒	
泽兰	利水消肿		
牛膝	生用——活血通经、利水通淋、引火（血）下行；酒炙——补肝肾、强筋骨		
鸡血藤	行血补血，调经，舒筋活络		
王不留行	活血通经，下乳消痈，利尿通淋		

考点 活血疗伤药

药名	功效	记忆点
土鳖虫	续筋接骨，破血逐瘀	有小毒
苏木	活血疗伤，祛瘀通经	
自然铜	接骨疗伤，散瘀止痛	治食积脘腹胀痛
骨碎补	破血续伤，补肾强骨	
血竭	活血定痛，化瘀止血，敛疮生肌	

考点　破血消癥药

药名	功效	记忆点
莪术	破血行气，消积止痛	孕妇及月经过多者忌用
三棱		
水蛭	破血通经，逐瘀消癥	
穿山甲	活血消癥，通经下乳，消肿排脓	

第十七单元　化痰止咳平喘药

考点　温化寒痰药

药名	功效	记忆点
半夏	燥湿化痰，降逆止呕，消痞散结；外用消肿止痛	归脾、胃、肺经；善治脏腑湿痰，止呕要药，治心下痞、梅核气
天南星	祛风解痉；外用散结消肿	走经络，偏于祛风痰而能解痉止厥，善治风痰
旋覆花	降气化痰，降逆止呕	包煎
白芥子	温肺化痰，理气散结，通络止痛	久咳肺虚及阴虚火旺者忌用
白前	降气化痰	

考点　清热化痰药

药名	相同功效	鉴别功效	记忆点
川贝母	清热化痰	润肺止咳，散结消肿	性偏润，肺热燥咳、虚劳咳嗽用之宜
浙贝母		散结消痈	性偏泄，风热犯肺或痰热郁肺之咳嗽用之宜
瓜蒌		宽胸散结，润肠通便	不宜与乌头类药材同用
竹茹		除烦止呕，凉血止血	治肺热咳嗽，胃热呕吐，吐血崩漏
竹沥	清热豁痰，定惊利窍		治痰热咳喘，中风痰迷
天竺黄	清热化痰，清心定惊		
桔梗	宣肺，祛痰，利咽，排脓		治咳嗽痰多，咽肿失音，肺痈吐脓
前胡	降气化痰，疏散风热		
海藻	消痰软坚，利水消肿		反甘草
昆布			
海蛤壳	清肺化痰，软坚散结		

考点　止咳平喘药

药名	相同功效	鉴别功效	记忆点
苦杏仁	止咳平喘，润肠通便		兼宣肺，止咳平喘力强，喘咳要药；有小毒
紫苏子		降气化痰	功偏降气化痰

续表

药名	相同功效	鉴别功效	记忆点
桑白皮	泻肺平喘，		药性缓，长于清肺热，降肺火
葶苈子	利水消肿		力峻，重在泻肺中的水气、痰涎
百部		杀虫灭虱	治百日咳
紫菀	润肺止咳	化痰	治咳嗽有痰
款冬花		下气，化痰	治咳嗽气喘
枇杷叶	清肺止咳，降逆止呕		止咳炙用，止呕生用
白果	敛肺化痰定喘，止带缩尿		煎服，捣碎；有毒

第十八单元　安神药

考点　重镇安神药

药名	相同功效	鉴别功效	记忆点
朱砂	清心镇惊，安神解毒		善治心火亢盛之心神不安；有毒，忌火煅

药名	相同功效	鉴别功效	记忆点
磁石	镇静安神，	聪耳明目，纳气平喘	治肾虚肝旺，肝火扰心之心神不宁；脾胃虚弱者慎用
龙骨	平肝潜阳	收敛固涩	生用——平肝潜阳，煅用——收敛固涩
琥珀	镇惊安神，活血散瘀，利尿通淋		研末冲服，不入煎剂；忌火煅

考点 养心安神药

药名	相同功效	鉴别功效	记忆点
酸枣仁	养心安神	益肝，敛汗生津	治心悸失眠、自汗、盗汗
柏子仁		润肠通便	
远志	宁心安神	祛痰开窍，消散痈肿	治痈疽疮毒、乳房肿痛、喉痹；凡实热或痰火内盛者，以及有胃溃疡或胃炎者慎用
合欢皮	解郁安神，活血消肿		
首乌藤	养血安神，祛风通络		

中药学

第十九单元 平肝息风药

考点　平抑肝阳药

药名	相同功效	鉴别功效	记忆点
石决明	平肝潜阳，		治肝肾阴虚、肝阳眩晕、目赤翳障
珍珠母	清肝明目	镇惊安神	
牡蛎	平肝潜阳	重镇安神，软坚散结，收敛固涩	治阴虚阳亢、痰核瘰疬
代赭石		重镇降逆，凉血止血	治呕吐呃逆、气逆喘息、血热吐衄
刺蒺藜	平肝疏肝，祛风明目		
罗布麻	平抑肝阳，清热利尿		不宜长期、过量服用

考点　息风止痉药

药名	相同功效	鉴别功效	记忆点	
羚羊角	清热解毒	平肝息风，清肝明目	归肝、心经，治热病神昏	治目赤头痛
牛黄		凉肝息风，化痰开窍		治口舌生疮

药名	相同功效	鉴别功效	记忆点
钩藤	清热息风	平肝，定惊	治小儿高热惊风轻症，宜后下
地龙		通络，平喘，利尿	治痹证，肺热哮喘，小便不利
天麻	息风止痉	平抑肝阳，祛风通络	性甘、平，治风湿痹痛
僵蚕		化痰散结，祛风止痛	治风中经络、风疹瘙痒
全蝎	息风镇痉，攻毒散结，通络止痛		治痉挛抽搐、疮疡肿毒、瘰疬结核、风湿顽痹、顽固性头痛
蜈蚣			
珍珠	安神定惊，明目消翳，解毒生肌		

中
药
学

第二十单元　开窍药

药名	相同功效	鉴别功效	记忆点	
麝香	开窍醒神	活血通经，消肿止痛，催生下胎	外用适量，不入煎剂	治热闭、寒闭神昏
冰片		清热止痛		治热闭神昏；用量 0.03～0.1g
苏合香		辟秽，止痛		用量 0.3～1g
石菖蒲		化湿和胃，宁神益志	治痰湿秽浊神昏、脘腹痞满、噤口痢	

第二十一单元　补虚药

考点　补气药

补气药（一）

药名	相同功效	鉴别功效	记忆点	
人参	补脾肺气，生津	大补元气，安神益智	反藜芦	治元气虚脱证
党参		补血		治气血两虚
西洋参		养阴清热		中阳衰微、胃有寒湿者忌用
太子参		健脾润肺	治脾肺气阴两虚证	

补气药（二）

药名	功效	记忆点
黄芪	健脾补中，升阳举陷，益卫固表，利尿消肿，托毒生肌	治溃久难敛、中风半身不遂
白术	健脾益气，燥湿利尿，止汗，安胎	生用——燥湿利水，炒用——健脾止泻

续表

药名	功效	记忆点
甘草	补脾益气，祛痰止咳，缓急止痛，清热解毒，调和诸药	生用——清热解毒；蜜炙——补益心脾、润肺止咳；不可与京大戟、芫花、甘遂同用
山药	益气养阴，补脾肺肾，固精止带	
白扁豆	补脾和中，化湿	
大枣	补中益气，养血安神	
蜂蜜	补中，润燥，止痛，解毒	

考点 补阳药

补阳药（一）

药名	相同功效	鉴别功效	记忆点
鹿茸	补肾阳，益精血，强筋骨，调冲任，托疮毒		甘、咸，温。归肾、肝经
淫羊藿	祛风除湿	补肾壮阳	肾阳虚衰之精少不育
巴戟天		补肾助阳	肾阳亏虚、精血不足之证
杜仲	补肝肾，强筋骨，安胎		习惯性堕胎、高血压肝肾不足者常用
续断		止血，疗伤续折	崩漏、乳汁不行、痈疽疮疡、跌打损伤

药名	相同功效	鉴别功效	记忆点
菟丝子	补肾益精，养肝明目	止泻，安胎	
沙苑子			
补骨脂	补肾壮阳，固精缩尿，温脾止泻，纳气平喘		

补阳药（二）

药名	功效	记忆点
肉苁蓉	补肾助阳，润肠通便	治阴虚火旺、大便泄泻者不宜服用
锁阳		
益智仁	暖肾固精缩尿，温脾开胃摄唾	
紫河车	补肾益精，养血益气	治气血不足诸证；肺肾两虚之咳喘
蛤蚧	补肺益肾，纳气平喘，助阳益精	
冬虫夏草	补肾益肺，止血化痰	治久咳虚喘
仙茅	温肾壮阳，祛寒除湿	

考点　补血药

药名	相同功效	鉴别功效	记忆点
当归	补血调经，活血<u>止痛</u>，<u>润肠通便</u>		治血虚有<u>寒</u>、跌打损伤
白芍	养血敛阴，<u>柔肝止痛</u>，平抑肝阳		治血虚有<u>热</u>、胸胁疼痛、<u>止汗</u>；<u>反藜芦</u>
熟地黄	补血养阴	填精益髓	治肝肾阴虚、滋腻碍胃
阿胶		润肺，<u>止血</u>	治肺阴虚燥咳、阴虚风动
何首乌	<u>生用——解毒截疟，润肠通便；制用——补益精血，固肾乌须</u>		
龙眼肉	补益心脾，养血安神		

考点　补阴药

补阴药（一）

药名	相同功效	鉴别功效	记忆点
北沙参	养阴清肺，		清养肺胃作用强
南沙参	益胃生津	补气，化痰	兼益气、祛痰，宜于气阴两伤及燥痰咳嗽者
麦冬	养阴生津	清心除烦，润肺益胃	宁心安神，用于胃阴虚、肺阴虚、心阴虚；清火与
天冬		清肺润燥	润燥力强于麦冬，且入肾滋阴

补阴药（二）

药名	相同功效	鉴别功效		记忆点	
龟甲	滋阴潜阳	益肾健骨，养血补心	砂炒醋淬后去腥	长于滋肾，兼健骨、补血、养心	
鳖甲		退热除蒸，软坚散结		长于退虚热，兼软坚散结	
石斛	益胃生津，润阴清热			治胃阴虚、肾阴虚	
玉竹	养阴润燥，生津止渴			治胃阴虚、肺阴虚	
百合	养阴润肺，清心安神			治肺阴虚	
黄精	补气养阴，健脾，润肺，益肾				
枸杞子		益精明目		治肝肾阴虚、早衰证	
女贞子	滋补肝肾	乌须明目		入丸散剂效佳；以黄酒拌蒸制可避免滑肠	
墨旱莲		凉血止血			
楮实子	滋肾清肝，明目利尿				

中药学

第二十二单元 收涩药

考点 固表止汗药

药名	相同功效	鉴别功效	记忆点
麻黄根	固表止汗		
浮小麦		益气，除热	

考点 敛肺涩肠药

药名	功效		记忆点
五味子	收敛固涩，益气生津，补肾宁心		既入肺肾经而敛肺滋肾，又入心经宁心安神
五倍子	涩肠止泻	敛肺降火，止咳止汗，固精止遗，收敛止血，收湿敛疮	
乌梅		敛肺止咳	安蛔止痛，生津止渴	治肺虚久咳；炒炭可止血，外敷可消疮毒
诃子			利咽开音	煨用——涩肠止泻，生用——敛肺清热、利咽开音
肉豆蔻		温中行气	用于五更泻；湿热泻痢者忌用
赤石脂		收敛止血，敛疮生肌	畏肉桂；湿热积滞泻痢者忌用

考点　固精缩尿止带药

药名	功效	记忆点
山茱萸	收敛固涩，补益肝肾	治腰膝酸软，崩漏，大汗不止，消渴
桑螵蛸	固精缩尿，补肾助阳	
海螵蛸	固精止带，收敛止血，制酸止痛，收湿敛疮	治胃痛吐酸、湿疮湿疹
莲子	固精止带，补脾止泻，益肾养心	治心悸失眠
芡实	益肾固精，健脾止泻，除湿止带	
金樱子	固精缩尿止带，涩肠止泻	
椿皮	收敛止带，止泻，清热燥湿，止血	

第二十三单元　攻毒杀虫止痒药

药名	相似功效	鉴别功效
雄黄	解毒，杀虫	祛痰截疟
硫黄	外用解毒杀虫止痒	内服补火助阳通便

中药学

续表

药名	相似功效	鉴别功效
白矾	外用解毒杀虫，燥湿止痒	内服止血，止泻，化痰
蛇床子	杀虫止痒	温肾壮阳，燥湿祛风
蟾酥	解毒，止痛	开窍醒神
蜂房	攻毒杀虫	祛风止痛

第二十四单元　拔毒化腐生肌药

药名	功效	记忆点
升药	拔毒，去腐	仅供外用，有大毒
炉甘石	解毒明目退翳，收湿止痒敛疮	宜炮制后用
砒石	外用攻毒杀虫，蚀疮去腐；内服祛痰平喘，截疟	剧毒
硼砂	外用清热解毒，内服清肺化痰	

第 四 篇

方剂学

第一单元　总论

考点　方剂的组成和变化

方剂的组成原则	君药	治证主药
	臣药	①辅君。②治兼证
	佐药	①佐助药：辅君臣以强效。②佐制药：弱君臣毒峻之性。③反佐药：防药病格拒
	使药	①引经药：带诸药入病所。②调和药：调和诸药
方剂的变化	药味的增损	方中主证不变、君药不变为前提
	药量的增加	方中药物组成不变为前提
	剂型的变化	方中药物组成及配伍用量比例不变为前提

考点　剂型

剂型	特点
汤剂	吸收迅速，药效快，便于随证化裁，适于重症及病情不稳定者
丸剂	吸收慢，药效持久，节省药材，体积小，便于携带与服用
散剂	制备简便，吸收较快，节省药材，不易变质，易于携带和服用
膏剂	分煎膏、软膏、硬膏

第二单元 解表剂

考点 辛温解表剂

剂名	功用		主治	组成
麻黄汤	辛温发汗，宣肺平喘		外感风寒表实证	麻黄、桂枝、甘草、杏仁
桂枝汤	解肌发表，调和营卫		外感风寒表虚证	桂枝、芍药、甘草、生姜、大枣
小青龙汤	解表散寒，温肺化饮		外寒里饮证	小小青龙最有功，风寒束表饮停胸。细辛半夏甘和味，姜桂麻黄芍药同。臣：干姜、细辛
大青龙汤	兼清里热	发汗解表	外感风寒，里有郁热证	麻黄汤加石膏、生姜、大枣
九味羌活汤		发汗祛湿	外感风寒湿邪，兼有里热证	九味羌活用防风，细辛苍芷与川芎。黄芩生地同甘草，分经论治宜变通
止嗽散	宣利肺气，疏风止咳		风痰犯肺证	止嗽散用桔甘前，紫菀荆陈百部研。止咳化痰兼透表，姜汤调服不用煎

考点 辛凉解表剂

剂名	功用	主治	组成
银翘散	辛凉透表，清热解毒	温病初起，温邪初犯肺卫证	银翘散主上焦疴，竹叶荆牛豉薄荷。甘桔芦根凉解法，轻宣温热煮无过
麻杏甘石汤	辛凉解表，清肺平喘	表邪未解，肺热壅盛证	麻黄、杏仁、甘草、石膏
桑菊饮	疏风清热，宣肺止咳	风温初起证，但咳，身热不甚，口微渴	桑菊饮中桔杏翘，芦根甘草薄荷饶。清疏肺卫轻宣剂，风温咳嗽服之消
柴葛解肌汤	解肌清热	外感风寒，邪郁化热	柴葛解肌芷桔羌，膏芩芍草枣生姜

考点 扶正解表剂

剂名	相同功用	鉴别功用	主治	组成
败毒散	益气解表	散寒祛湿	气虚之人外感风寒湿证	人参败毒草苓芎，羌独柴前枳桔同，薄荷少许加姜入
参苏饮		理气化痰	气虚外感风寒，内有痰湿	参苏饮内用陈皮，枳壳前胡半夏齐。干葛木香甘桔茯，气虚外感最相宜

方剂学

第三单元　泻下剂

分类	剂名	功用	主治	组成
寒下剂	大承气汤	峻下热结	阳明腑实证、热结旁流证	大黄、芒硝、枳实、厚朴
	大黄牡丹汤	泄热破瘀，散结消肿	湿热瘀滞之肠痈初起证	金匮大黄牡丹汤，桃仁芒硝瓜子襄
	大陷胸汤	泄热逐水	水热互结之结胸证	大黄、芒硝、甘遂
温下剂	温脾汤	温补脾阳，攻下冷积	脾阳不足，冷积内停证	温脾附子大黄硝，当归干姜人参草
润下剂	麻子仁丸	润肠泄热，行气通便	胃肠燥热，脾约便秘证	麻子仁丸治脾约，枳朴大黄麻杏芍
	济川煎	温肾益精，润肠通便	肾虚精亏便秘证	济川归膝肉苁蓉，泽泻升麻枳壳从
逐水剂	十枣汤	攻逐水饮	悬饮、水肿；清晨空腹服	芫花、甘遂、京大戟、大枣
攻补兼施剂	黄龙汤	攻下通便，益气养血	阳明腑实，气血不足证	黄龙汤中枳朴黄，参归甘桔枣硝姜

第四单元　和解剂

考点　和解少阳剂

剂名	功用	主治	组成
小柴胡汤	和解少阳	①伤寒少阳证。②妇人伤寒，热入血室，经水适断，寒热发作有时。③疟疾、黄疸等少阳证者	小柴胡汤和解功，半夏人参甘草从。更加黄芩生姜枣，少阳百病此方宗
蒿芩清胆汤	清胆利湿，和胃化痰	少阳湿热证	蒿芩清胆枳竹茹，陈夏茯苓加碧玉

考点　调和肝脾剂、调和肠胃剂

分类	剂名	功用	主治	组成
调和肝脾	四逆散	透邪解郁，疏肝理脾	阳郁厥逆证，肝郁脾滞证	柴胡、芍药、枳实、炙甘草
	逍遥散	疏肝解郁，健脾养血	肝郁血虚脾虚证	逍遥散中当归芍，柴苓术草加姜薄
	痛泻要方	补脾柔肝，祛湿止泻	脾虚肝强之痛泻证	痛泻要方用陈皮，术芍防风共成剂

续表

分类	剂名	功用	主治	组成
调和肠胃	半夏泻心汤	寒热并调，消痞散结	寒热错杂之痞证	半夏泻心黄连芩，干姜草枣人参行

第五单元　清热剂

考点　清气分热剂、清营分热剂

分类	剂名	相同功用	鉴别功用	主治	组成
清气分热	白虎汤	清热生津		阳明气分热盛	共同：石膏、甘草、粳米；不同：知母、竹麦参夏
	竹叶石膏汤		益气养胃	气津两伤证	
清营分热	清营汤	清营解毒，透热养阴		邪热初入营分	犀地银翘玄连竹、丹麦清热更护阴
	犀角地黄汤	清热解毒，凉血散瘀		热扰心神证	犀角、生地黄、赤芍、牡丹皮

考点　清热解毒剂

剂名	功用	主治	组成
凉膈散	泻火通便，清上泄下	中上焦邪热炽盛	凉膈硝黄栀子翘，黄芩甘草薄荷饶
普济消毒饮	清热解毒，疏风散邪	大头瘟	普济消毒牛芩连，甘桔蓝根勃翘玄。升柴陈薄僵蚕入
仙方活命饮	消肿散结，活血止痛	疮疡肿毒初起	仙方活命君银花，归芍乳没陈皂甲。防芷贝粉甘酒煎，阳证痈疡内消法
黄连解毒汤	泻火解毒	三焦火毒	芩连柏栀

考点　清脏腑热剂

剂名	功用	主治	组成
龙胆泻肝汤	泻肝胆实火，清肝经湿热	肝胆实火上炎	龙胆泻肝栀芩柴，木通泽泻车前归
左金丸	清肝泻火，降逆止呕	肝火犯胃	黄连、吴茱萸
清胃散	清胃凉血	胃火牙痛	清胃散中升麻连，当归生地丹皮全
玉女煎	清胃火滋肾阴	胃热阴虚	玉女石膏熟地房，知母麦冬牛膝襄
芍药汤	清热燥湿，调气和血	湿热痢疾	芍药汤内用槟黄，芩连归桂草木香
白头翁汤	清热解毒，凉血止痢	热毒痢疾	秦连白柏（秦连伯伯）

方剂学

续表

剂名	功用	主治	组成
导赤散	清心养阴利水	心经火热证	导赤木通与车前，草梢兼加竹叶尝
泻白散	清泄肺热，止咳平喘	肺热咳喘	泻白桑皮地骨皮，粳米甘草扶肺气
苇茎汤	清肺化痰，逐瘀排脓	肺痈，热毒壅滞，痰瘀互结	苇茎瓜瓣苡桃仁

考点　清虚热剂

剂名	功用	主治	组成
当归六黄汤	滋阴泻火，固表止汗	阴虚火旺之盗汗	二地黄＋芪芩连柏
青蒿鳖甲汤	养阴透热	温病后期，热伏阴分证	青蒿鳖甲知地丹

第六单元　祛暑剂

剂名	功用	主治	组成
香薷散	祛暑解表，化湿和中	夏月伤于寒湿之阴暑证	香薷、白扁豆、厚朴、酒

剂名	功用	主治	组成
六一散	清暑利湿	感暑夹湿，暑湿下注证	滑石、甘草
清暑益气汤	清暑益气，养阴生津	中暑受热，气津两伤证	王氏清暑益气汤，暑热气津已两伤。洋参麦斛梗米草，翠衣荷连知竹尝

第七单元　温里剂

考点　温中祛寒剂

剂名	功用		主治	组成
理中丸	温中祛寒，补中健脾		①中焦虚寒证。②阳虚失血证。③脾胃虚寒之胸痹、病后多涎唾、小儿慢惊	君：干姜（温中祛寒要药）；臣：人参；佐：白术、甘草
小建中汤	温中补虚	缓急止痛	中焦虚寒，肝脾不和	小建中汤芍药多，桂枝甘草姜枣和，更加饴糖补中脏
吴茱萸汤		降逆止呕	肝寒犯胃或中虚寒证	吴茱萸、人参、大枣、生姜
大建中汤		降逆止痛	中阳虚衰，阴寒内盛证	蜀椒、干姜、人参

考点 回阳救逆剂、温中散寒剂

分类	剂名	功用	主治	组成
回阳救逆剂	四逆汤	回阳救逆	心肾阳衰寒厥证	附子、甘草、干姜
温中散寒剂	当归四逆汤	温经散寒，养血通脉	血虚寒厥证	当归四逆用桂芍，细辛通草甘大枣
	阳和汤	温阳补血，散寒通滞	阳虚血弱，寒凝痰滞之阴疽	阳和熟地鹿角胶，姜炭肉桂麻芥草

第八单元 表里双解剂

分类	剂名	功用	主治	组成
解表清里剂	葛根黄芩黄连汤	清解里热，解肌散邪	表证未解，邪热入里证	

分类	剂名	功用	主治	组成
解表攻里剂	大柴胡汤	和解少阳，内泄热结	少阳、阳明合病	大柴胡汤用大黄，枳芩夏芍枣生姜
	防风通圣散	疏风解表，泄热通里	风热壅盛，表里俱实证	防风通圣大黄硝，荆芥麻黄栀芍翘。甘桔芎归膏滑石，薄荷芩术力偏饶

第九单元　补益剂

考点　补气剂

剂名	功用	主治	组成
四君子汤	益气健脾	脾胃气虚证	人参、白术、茯苓、甘草
参苓白术散	益气健脾，渗湿止泻	脾虚湿盛证	参苓白术扁豆陈，山药甘莲砂薏仁。桔梗上浮兼保肺，枣汤调服益脾神
补中益气汤	补中益气，升阳举陷	气虚发热证，脾虚气陷证	补中益气芪术陈，升柴参草当归身
玉屏风散	益气固表止汗	表虚自汗	防风、黄芪、白术
生脉散	益气生津，敛阴止汗	气阴两伤证	人参、麦冬、五味子

考点 补血剂、气血双补剂

分类	剂名	功用	主治	组成
补血剂	四物汤	补血养血	营血虚滞证	芎地芍归（穷地少归）；注：熟地黄
	当归补血汤	补气生血	血虚阳浮发热证	黄芪、当归
	归脾汤	益气补血，健脾养心	心脾气血两虚证；脾不统血证	归脾汤用术参芪，归草茯神远志随。酸枣木香龙眼肉，煎加姜枣益心脾
气血双补剂	炙甘草汤	益气滋阴，通阳复脉	脉结代，心动悸；虚劳肺痿证	炙甘草汤参桂姜，麦冬生地麻仁囊。大枣阿胶加酒服，桂枝生姜为佐药
	八珍汤	补血益气	气血两虚证	四君子汤 + 四物汤

考点 补阴剂、补阳剂、阴阳双补剂

分类	剂名	功用	主治	组成
补阴剂	六味地黄丸	滋补肝肾	肝肾阴虚证	地八山山四，丹苓泽泻三（三补三泻）
	大补阴丸	滋阴降火	阴虚火旺证	大补阴丸知柏黄，龟甲脊髓蜜成方
	一贯煎	滋阴疏肝	肝肾阴虚，肝气郁滞证	一贯煎中生地黄，沙参归杞麦冬藏

分类	剂名	功用	主治	组成
补阴剂	左归丸	滋补肾阴,填精益髓	真阴不足证	左归丸内山药地,萸肉枸杞与牛膝。菟丝龟鹿二胶合
	百合固金汤	滋养肺肾,止咳化痰	肺肾阴虚,虚火上炎证	百合固金二地黄,玄参贝母桔甘藏。麦冬芍药当归配,喘咳痰血肺家伤
补阳剂	肾气丸	补肾助阳	肾阳不足证	六味地黄丸+桂附(贵妇);注:桂枝体现"阴中求阳、少火生气"
	右归丸	温补肾阳,填精益髓	肾阳不足,命门火衰证	地山山枸,体现"阴中求阳"
阴阳双补剂	地黄饮子	滋肾阴,补肾阳,化痰开窍	喑痱	地黄饮子山茱斛,麦味菖蒲远志茯。苁蓉桂附巴戟天,少入薄荷姜枣服

第十单元　固涩剂

考点　固表止汗剂、敛肺止咳剂、涩肠固脱剂

	剂名	功用	主治	组成
固表止汗	牡蛎散	敛阴止汗，益气固表	体虚自汗，盗汗证	黄芪、麻黄根、煅牡蛎、小麦
敛肺止咳	九仙散	敛肺止咳，益气养阴	久咳伤肺，气阴两虚证	
涩肠固脱	真人养脏汤	涩肠固脱，温补脾肾	脾胃虚寒，久泻久痢证	真人养脏木香诃，当归肉蔻与粟壳。术芍参桂甘草共，脱肛久痢服之瘥
	四神丸	涩肠止泄，温肾暖脾	脾肾虚寒之五更泻	四神故纸吴茱萸，肉蔻五味四般齐，大枣生姜同煎合，五更肾泻最相宜

考点 涩精止遗剂、固崩止带剂

分类	剂名	功用	主治	组成
涩精止遗剂	桑螵蛸散	固精止遗，调补心肾	心肾两虚的尿频或滑精证	桑螵蛸散龙龟甲，参归茯神首远合
固崩止带剂	固冲汤	固冲摄血，益气健脾	脾气衰弱，冲脉不固之血崩证	固冲芪术山萸芍，龙牡倍棕茜海蛸
	固经丸	固经止血，滋阴清热	阴虚血热之崩漏	固经龟甲芍药芩，黄柏椿根香附应
	易黄汤	补益脾肾，清热祛湿	脾肾两虚，湿热带下证	炒山药、炒芡实、黄柏、车前子、白果

第十一单元　安神剂

分类	剂名	功用	主治	组成
重镇安神剂	朱砂安神丸	镇心安神，清热养血	心火偏盛，阴血不足证	朱砂安神东垣方，归连甘草合地黄

续表

分类	剂名	功用	主治	组成
滋养安神剂	天王补心丹	养血安神，滋阴清热	阴亏内热，心神不宁证	补心地归二冬仁，远茯味砂桔三参；三参：人参、丹参、玄参
	酸枣仁汤	清热除烦，养血安神	肝血不足，虚热扰神证	酸枣仁汤治失眠，川芎知草茯苓煎君：酸枣仁（养血补心，宁心安神）；臣：茯苓（宁心安神）

第十二单元　开窍剂

分类	剂名	相同功用	鉴别功用	主治
凉开剂	安宫牛黄丸	清热开窍	豁痰解毒	温热病，邪热内陷心包证
	紫雪		息风止痉	温热病，邪热内陷心包，热盛动风证
	至宝丹		化浊解毒	中暑、中风及温病痰热内陷心包证
温开剂	苏合香丸	行气开窍，温中止痛		寒凝气闭证，中风证

第十三单元 理气剂

考点 行气剂

剂名	功用	主治	组成
越鞠丸	行气解郁	气郁所致之六郁证	行气解郁越鞠丸，香附芎苍栀曲研
柴胡疏肝散	疏肝行气，活血止痛	肝气郁滞证	柴胡疏肝芍川芎，枳壳陈皮草香附
瓜蒌薤白白酒汤	行气祛痰，通阳散结	胸阳不振，痰气互结之胸痹轻症	瓜蒌实、薤白、白酒
半夏厚朴汤	行气散结，降逆化痰	梅核气之痰气互结证	半夏厚朴与紫苏，茯苓生姜共煎服
厚朴温中汤	行气除满，温中燥湿	中焦寒湿气滞证	厚朴温中陈草苓，干姜草蔻木香停
天台乌药散	行气疏肝，散寒止痛	寒凝气滞之小肠疝气	天台乌药木茴香，青姜巴豆制楝榔
暖肝煎	行气止痛，温补肝肾	肝肾虚寒证	暖肝煎中桂茴香，归杞乌沉茯加姜

考点 降气剂

剂名	功用	主治	组成
苏子降气汤	降气平喘，祛痰止咳	上实下虚之喘咳证	苏子降气祛痰方，夏朴前苏甘枣姜。肉桂纳气归调血，上实下虚痰喘康

方剂学

续表

剂名	功用	主治	组成
定喘汤	宣降肺气，清热化痰	风寒外束，痰热内壅之哮喘	定喘白果与麻黄，款冬半夏桑白皮。苏子黄芩甘草杏，宣肺平喘效力彰
旋覆代赭汤	降逆化痰，益气和胃	胃气虚弱，痰浊内阻	旋覆代赭重用姜，半夏人参甘枣尝

第十四单元 理血剂

考点 活血祛瘀剂

剂名	相同功用	鉴别功用	主治	组成
桃核承气汤	泄热逐瘀		下焦蓄血证	桃核承气硝黄草，少佐桂枝温通妙
补阳还五汤	补气活血通络		气虚血瘀之中风	补阳还五芎桃红，赤芍归尾加地龙，四两生芪为君药

剂名	相同功用	鉴别功用	主治	组成
血府逐瘀汤	活血祛瘀	行气止痛	胸中血瘀证	血府逐瘀生地桃，红花当归草赤芍。桔梗枳壳柴芎膝
复元活血汤		疏肝通络	跌打损伤，瘀血阻滞证	复原活血用柴胡，大黄花粉桃红入。当归山甲与甘草；注：大黄为君
失笑散		散结止痛	瘀血停滞证	五灵脂、炒蒲黄
桂枝茯苓丸		缓消癥块	瘀阻胞宫证	桂枝茯苓丹桃芍
温经汤	养血祛瘀	温经散寒	冲任虚寒，瘀血阻滞证	温经汤用萸桂芎，归芍丹皮姜夏冬。参草益脾胶养血
生化汤		温经止痛	血虚寒凝，瘀血阻滞证	生化汤是产后方，归芎桃草酒炮姜

考点　止血剂

剂名	相同功用	鉴别功用	主治	组成
咳血方	凉血止血	清肝宁肺	肝火犯肺之咳血证	咳血方中诃子收，瓜蒌海粉山栀投，青黛蜜丸口嚼化
小蓟饮子		利水通淋	热结下焦之血淋、尿血	小蓟生地藕蒲黄，滑竹通栀归草襄
十灰散			血热妄行之上部出血	十灰散用大小蓟，荷柏茅茜棕丹皮。山栀大黄俱为灰，上部出血此方宜
槐花散	清肠止血，疏风理气		风热湿毒壅遏之便血	槐花、侧柏叶、荆芥穗、枳壳
黄土汤	养血止血，温阳健脾		脾阳不足，脾不摄血证	黄土汤中芩地黄，术附阿胶甘草尝

第十五单元　治风剂

考点　疏散外风剂

剂名	功用		主治	组成
消风散	疏风养血，清热除湿		风毒湿热之风疹、湿疹	消风散中有荆防，蝉蜕胡麻苦参苍。知膏蒡通归地草，风疹湿疹服之康
川芎茶调散	疏风止痛		外感风邪头痛	川芎茶调散荆防，辛芷薄荷甘草羌
大秦艽汤	祛风清热，养血活血		风邪初中经络证	大秦艽汤羌独防，辛芷芎芍二地当。苓术石膏黄芩草，风邪初中经络康
牵正散	祛风化痰通络	止痉	风痰阻络之口眼㖞斜	白附子、白僵蚕、全蝎
小活络丹		除湿，活血止痛	风寒湿痹	二乌南星乳没龙

考点 平息内风剂

剂名	功用	主治	组成
羚角钩藤汤	凉肝息风，增液舒筋	肝热生风证	羚角钩藤菊花桑，地芍贝茹茯草襄
镇肝熄风汤	镇肝息风，滋阴潜阳	肝阳上亢，气血上逆之类中风	镇肝息风芍天冬，玄参龟板赭茵从。龙牡麦芽膝草楝，肝阳上亢能奏功
天麻钩藤饮	平肝息风，清热活血，补益肝肾	肝阳偏亢，肝风上扰证	天麻钩藤石决明，栀杜寄生膝与芩。夜藤茯神益母草，主治眩晕与耳鸣
大定风珠	滋阴息风	阴虚风动证	大定风珠鸡子黄，麦地胶芍草麻仁。三甲并同五味子，滋阴息风是妙方

第十六单元 治燥剂

考点 轻宣润燥剂

剂名	功用	主治	组成
杏苏散	轻宣凉燥，理肺化痰	外感凉燥证	杏苏散内夏陈前，枳桔芩草姜枣研
清燥救肺汤	清燥润肺，益气养阴	燥热伤肺，气阴两伤证	清燥救肺桑麦膏，参胶胡麻杏杷草
桑杏汤	清宣温燥，润肺止咳	外感温燥证	桑叶汤中浙贝宜，沙参栀豉与梨皮

考点　滋阴润燥剂

剂名	功用	主治	组成
麦门冬汤	滋养肺胃，降逆下气	虚热肺痿，胃阴不足	麦门冬汤用人参，枣草粳米半夏存 麦冬：半夏＝7：1；体现了补土生金，虚则补母
玉液汤	益气滋阴，固肾止渴	消渴气阴两虚证	
增液汤	增液润燥	阳明温病，津亏肠燥	玄参、麦冬、细生地黄

第十七单元　祛湿剂

考点　燥湿和胃剂

剂名	功用	主治	组成
平胃散	燥湿运脾，行气和胃	湿滞脾胃证	平胃散用朴陈皮，苍术甘草姜枣齐
藿香正气散	解表化湿，理气和中	外感风寒，内伤湿滞	

考点　清热祛湿剂

剂名	相同功用	鉴别功用	主治	组成
茵陈蒿汤		退黄	湿热黄疸证	茵陈、栀子、大黄
三仁汤	清热利湿	宣畅气机	湿重于热之湿温病	三仁杏蔻薏苡仁，朴夏通草滑竹存 君：杏仁（宣上），白蔻仁（畅中），薏苡仁（渗下）
甘露消毒丹		化浊解毒	湿温时疫，邪在气分，湿热并重证	甘露消毒蔻藿香，茵陈滑石木通菖。芩翘贝母射干薄，湿热时疫是主方
当归拈痛汤		疏风止痛	湿热相搏，外受风邪	当归拈痛猪苓泽，二术茵芩苦羌葛。升麻防风知参草，湿重热轻兼风邪
八正散	清热利水，泻火通淋		湿热淋证	八正木通与车前，萹蓄大黄栀滑研。草梢瞿麦灯心草，湿热诸淋宜服煎
连朴饮	清热化湿，理气和中		湿热霍乱	连朴饮用香豆豉，菖蒲半夏焦山栀。芦根厚朴黄连入，湿热霍乱此方施
二妙散	清热燥湿		湿热下注证	黄柏、苍术、姜汁

考点 利水渗湿剂

剂名	相同功用	鉴别功用	主治	组成
五苓散	利水渗湿	温阳化气	伤寒太阳膀胱蓄水证	五苓散治太阳腑，白术泽泻猪茯苓。桂枝化气兼解表，小便通利水饮逐
猪苓汤		清热养阴	水热互结证	猪苓汤内有茯苓，泽泻阿胶滑石并
防己黄芪汤	健脾利水，益气祛风		气虚之风水、风湿证	防己、黄芪、白术、甘草

考点 温化寒湿剂

剂名	相同功用	鉴别功用	主治	组成
真武汤	温阳利水		阳虚水泛证	真武附苓术芍姜，温阳利水壮肾阳
				体现"阴得阳助则化""益火之源以消阴翳"
实脾散		健脾行气	阴水属脾肾阳虚，水停气滞证	干姜附苓术草从，木瓜香槟朴草果
苓桂术甘汤	温阳化饮，健脾利湿		中阳不足之痰饮	

考点 祛湿化浊剂、祛风胜湿剂

分类	剂名	功用	主治	组成
祛湿化浊剂	完带汤	化湿止带，补脾疏肝	脾虚肝郁，湿浊带下证	完带汤中二术陈，车前甘草和人参，柴芍怀山黑芥穗
	萆薢分清汤	温肾利湿，分清化浊	下焦虚寒之白浊、膏淋	益智仁、川萆解、石菖蒲、乌药
祛风胜湿剂	羌活胜湿汤	祛风胜湿止痛	风湿在表之痹证	羌活胜湿独防风，蔓荆藁本草川芎
	独活寄生汤	祛风湿，止痹痛，益肝肾，补气血	肝肾两亏，气血不足之痹证	独活寄生艽防辛，归芎地芍桂苓均，杜仲牛膝人参草

第十八单元　祛痰剂

分类	剂名	功用		主治	组成
燥湿化痰剂	二陈汤	燥湿化痰，理气和中		湿痰证	二陈汤用半夏陈，苓草梅姜一并存
	温胆汤	理气化痰	利胆和胃	胆胃不和，痰热内扰证	温胆夏茹枳陈助，佐以茯草姜枣煮
润燥化痰剂	贝母瓜蒌散		润肺清热	燥痰咳嗽	贝母瓜蒌臣花粉，橘红茯苓加桔梗
清热化痰剂	清气化痰丸	清热化痰，理气止咳		热痰咳嗽	清气化痰胆星蒌，夏芩杏陈枳实投，茯苓姜汁糊丸服
	小陷胸汤	清热涤痰，宽胸散结		痰热互结证	连夏蒌（连下楼）
温化寒痰剂	苓甘五味姜辛汤	温肺化饮		寒饮咳嗽	茯苓、甘草、干姜、细辛、五味子
	三子养亲汤	温肺化痰，降气消食		痰壅气逆食滞证	白芥子、紫苏子、莱菔子
化痰息风剂	半夏白术天麻汤	化痰息风，健脾祛湿		风痰上扰	半夏白术天麻汤，苓草橘红枣生姜

第十九单元　消食剂

分类	剂名	功用	主治	组成
消食化滞剂	保和丸	消食和胃	食积证	保和山楂莱菔曲，夏陈茯苓连翘齐
	枳实导滞丸	消食导滞，清热利湿	湿热食积	枳实导滞曲连芩，大黄术泽与茯苓
健脾消食剂	健脾丸	健脾和胃，消食止泻	脾胃虚弱，食积内停证	健脾参术苓草陈，肉蔻香连合砂仁。楂肉山药曲麦炒，消补兼施不伤正

第二十单元　驱虫剂

剂名	功用	主治	组成
乌梅丸	安蛔止痛	蛔厥证	乌梅丸用细辛桂，黄连黄柏及当归，人参椒姜加附子

第 五 篇

中西医结合内科学

第一单元　呼吸系统疾病

考点　慢性阻塞性肺疾病

慢性阻塞性肺疾病的病因、临床表现、并发症、肺功能检查、西医治疗

病因		吸烟、职业粉尘和化学物质、空气污染
临床表现	症状	①慢性咳嗽咳痰。②气短、呼吸困难。③喘息胸闷
	体征	桶状胸，双侧语颤↓，肺部过清音，心浊音界↓，两肺呼吸音↓，呼气延长
并发症		慢性呼吸衰竭、自发性气胸、肺心病
肺功能检查		吸入支气管舒张药后第一秒用力呼气容积占用力肺活量百分比（FEV_1/FVC）< 70%及 FEV_1 < 80%，为不能完全可逆的气流受限，可诊断 COPD
西医治疗	稳定期	①戒烟。②支气管扩张剂（β_2 肾上腺素受体激动剂，抗胆碱能药，茶碱缓释或控释片）。③祛痰药。④糖皮质激素
	加重期	①低流量吸氧。②抗生素。③糖皮质激素（泼尼松龙口服或静脉给予甲泼尼龙）

中西医结合内科学

慢性阻塞性肺疾病的中医辨证论治

证型	证候	治则	方药
外寒里饮证	胸部膨满，口干不欲饮，面色青暗	温肺散寒，涤痰降逆	小青龙汤
痰浊阻肺证	喘而胸满闷塞，甚则胸盈仰息，痰多黏腻色白，咳吐不利	健脾燥湿，化痰止咳	二陈汤 + 三子养亲汤
痰热郁肺证	痰多质黏色黄，二身热，口渴而喜冷饮，面赤	清热化痰，宣肺平喘	桑白皮汤或越婢加半夏汤
痰蒙神窍证	神志恍惚，表情淡漠，谵妄，撮空理线，抽搐	涤痰开窍息风	涤痰汤、安宫牛黄丸或至宝丹
肺脾气虚证	喘促短气，气怯声低，自汗畏风，面色苍白	健脾益肺	生脉散 + 六君子汤
肺肾气虚证	呼吸浅短难续，形寒汗出，或腰膝酸软，小便清长	补肺纳肾，降气平喘	补虚汤 + 参蛤散
阳虚水泛证	面浮，下肢肿，或一身悉肿，尿少怕冷	温肾健脾，化饮利水	真武汤 + 五苓散

考点 支气管哮喘

<table>
<tr><th colspan="2" style="text-align:center">支气管哮喘的病因病理、临床表现、诊断标准、西医治疗</th></tr>
<tr><td colspan="2">病因病理</td><td>遗传、环境；嗜酸性粒细胞、肥大细胞和T淋巴细胞</td></tr>
<tr><td rowspan="2">临床
表现</td><td>症状</td><td>发作性伴有哮鸣音的呼气性呼吸困难，端坐呼吸，干咳或咳大量白色泡沫痰</td></tr>
<tr><td>体征</td><td>发作期胸廓膨隆，叩诊呈过清音，两肺满布哮鸣音</td></tr>
<tr><td colspan="2">诊断标准（符合①～④或④、⑤）</td><td>①反复发作的喘息、呼吸困难、胸闷或咳嗽。②发作时双肺散在弥漫性、以呼气相为主的哮鸣音。③症状可经治疗或自行缓解。④除外其他疾病所引起的喘息、胸闷和咳嗽。⑤下列三项中的一项阳性：支气管激发试验或运动试验（＋）；支气管舒张试验（＋）；呼气流量峰值日内变异率或昼夜波动率≥20%</td></tr>
<tr><td rowspan="2">西医
治疗</td><td>控制发作</td><td>①β₂受体激动剂：沙丁胺醇。②茶碱类：氨茶碱。③糖皮质激素适用于用支气管舒张药不能缓解的哮喘及哮喘持续症状，如琥珀酸氢化可的松、地塞米松。④抗胆碱药物如阿托品。⑤白三烯受体拮抗剂，是除吸入激素外唯一可单独应用的长效控制药。⑥抗组胺药应用于伴有变应性鼻炎哮喘的患者</td></tr>
<tr><td>控制感染</td><td>青霉素、氨苄西林、复方新诺明</td></tr>
</table>

支气管哮喘的中医辨证论治

病因病机	分期	证型	证候	治则	方药
宿痰内伏于肺，外邪、饮食、情志、体虚病后引触，痰阻气道，肺失肃降，气道挛急	急性期	寒哮证	痰稀色白，面色晦滞发青，形寒肢冷，不渴或口渴喜热饮	温肺散寒，化痰平喘	射干麻黄汤
		热哮证	痰稠色黄，咳吐不爽，面赤口苦，喜冷饮，小便黄	清热宣肺，化痰定喘	定喘汤
	缓解期	肺虚证	气短，喘息，自汗，容易感冒	补肺固卫	玉屏风散
		脾虚证	腹胀，食少纳呆，便溏，面色萎黄	健脾化痰	六君子汤
		肾虚证	腰膝酸软，头晕耳鸣，盗汗，手足发热，口咽干燥	补肾纳气	金匮肾气丸或七味都气丸

考点　肺炎

肺炎链球菌肺炎的病因和发病机制、临床表现、并发症、检查、西医治疗

病因	肺炎链球菌为革兰阳性球菌
发病机制	①呼吸道防御机制及黏膜受损。②全身免疫功能低下

临床表现	病史	多见于青壮年，冬春季易发，有淋雨、受凉或呕吐物误吸病史
	症状	突然起病，寒战，高热，咳嗽，胸痛，咳铁锈色痰，呼吸困难
	体征	急性热病容，肺实变征（患侧呼吸减弱、语颤增强、叩诊浊音、呼吸音低）
并发症		脓胸，肺脓肿，心肌炎，心包炎，感染性休克
检查		①白细胞↑。②痰涂片见革兰染色阳性、带荚膜的球菌。③X线见密度增高的片状阴影
西医治疗	抗菌治疗	青霉素G（首选）
	对症治疗	高热→物理降温；气急发绀→吸氧；咳痰困难→溴己新；剧烈胸痛→热敷
	感染性休克的治疗	①一般处理：平卧，吸氧，监测生命体征。②补充血容量（重要措施）。③纠正水、电解质和酸碱平衡。④糖皮质激素。⑤血管活性药物

肺炎链球菌肺炎的中医辨证论治

病因病机	证型	证候	治则	方药
感受风邪（风寒、风热），入里化热	邪犯肺卫证	发热重，恶寒轻，无汗或少汗，口微渴，头痛，鼻塞，脉浮数	疏风清热，宣肺止咳	三拗汤或桑菊饮
	痰热壅肺证	咳痰黄稠或咳铁锈色痰，小便黄赤，大便干燥，舌红苔黄	清热化痰，宽胸止咳	麻杏甘石汤+苇茎汤

中西医结合内科学

续表

病因病机	证型	证候	治则	方药
	热闭心神证	神昏谵语，高热不退，舌红绛	清热解毒，化痰开窍	清营汤
	阴竭阳脱证	大汗肢冷，颜面苍白，四肢厥冷，脉微欲绝	益气养阴，回阳固脱	生脉散＋四逆汤
	正虚邪恋证	气短神疲，手足心热，自汗或盗汗	益气养阴，润肺化痰	竹叶石膏汤

考点　肺结核

肺结核的病因病理、流行病学、临床表现、并发症、实验室检查、诊断、西医治疗

病因病理	结核分枝杆菌；炎性渗出、增生和干酪样坏死，破坏与修复同时进行
流行病学	痰中带有结核分枝杆菌的开放型肺结核患者是主要传染源。呼吸道飞沫传播
临床表现	发热、咳嗽、咯血、胸痛、呼吸困难
并发症	气胸、支气管扩张症、脓胸和慢性肺源性心脏病
实验室检查	①结核分枝杆菌检查（确诊肺结核病的主要方法）。②痰涂片检查，痰培养（结核病诊断的金标准、为药物敏感性测定和菌种鉴定提供菌株)
诊断	①与肺结核患者密切接触史。②起病隐匿、病程迁延，呼吸道感染抗感染治疗无效、低效。③长期低热。④咯血或痰中带血。⑤肺部听诊锁骨上下及肩胛间区可闻及湿啰音或局限性哮鸣音。⑥存在结核病好发危险因素。⑦出现结节性红斑、疱疹性角膜炎、风湿性关节炎等过敏反应表现

西医治疗	①治则：早期、适量、联合、规律、全程。②化疗药物：第一线杀菌药异烟肼、利福平、链霉菌、吡嗪酰胺；第二线杀菌药乙胺丁醇

肺结核的中医辨证论治

病因病机	证型	证候	治则	方药
感染痨虫，内伤体虚，气血不足	肺阴亏虚证	手足心热，午后低热，盗汗咽燥，舌红少津	滋阴润肺	月华丸
	阴虚火旺证	五心烦热，急躁易怒，遗精，失眠多梦，舌红绛苔薄黄	滋阴降火	百合固金汤
	气阴耗伤证	面色㿠白，神疲乏力，咳语声微，痰清稀，盗汗额红	益气养阴	保真汤
	阴阳两虚证	骨蒸劳热，面浮肢肿，滑精，闭经，五更泻	滋阴补阳	补天大造丸

考点 原发性支气管癌

原发性支气管癌的临床表现、检查、诊断、西医治疗

临床表现	①原发症状：咳嗽、咳痰、体重下降、发热
	②局部扩展症状：侵犯胸膜或纵隔——不规则钝痛；侵入胸壁、肋骨或压迫肋间神经——剧烈胸痛，定点或局部压痛，呼吸、咳嗽时加重；压迫大气道——吸气性呼吸困难；侵及食管——咽下困难，支气管－食管瘘；压迫喉返神经——声音嘶哑

续表

检查	①痰液脱落细胞学：连续检查 3 日，找到癌细胞以确诊。②X 线：肺内密度较高的肿块阴影，呈分叶状
诊断	①激性咳嗽 2～3 周，抗感染、镇咳治疗无效。②原有慢性呼吸道疾病，近来咳嗽性质改变。③近 2～3 个月持续痰中带血而无其他原因。④同一部位肺炎反复发作。⑤原因不明的肺脓肿，无毒性症状，无大量脓痰，无异物吸入史，抗感染疗效不佳者
西医治疗	①化疗、手术、放疗。②化疗药：依托泊普、替尼泊苷、卡铂、顺铂、异环磷酰胺

原发性支气管癌的中医辨证论治

病因病机	证型	证候	治则	方药
长期情志不畅，脏腑、气血阴阳失调，正气亏虚导致气滞、痰湿、瘀毒互结	气滞血瘀证	咳痰不爽，面青唇暗，舌质暗紫或有瘀斑，脉弦或涩	活血散瘀，行气化滞	血府逐瘀汤
	痰湿毒蕴证	痰多，身热尿黄，苔厚腻，脉滑数	祛湿化痰，清热解毒	导痰汤
	阴虚毒热证	心烦，少寐，手足心热，低热盗汗，邪热炽盛，大便秘结	养阴清热，解毒散结	沙参麦冬汤 + 五味消毒饮

病因病机	证型	证候	治则	方药
	气阴两虚证	神疲乏力，汗出气短，手足心热，便干或稀	益气养阴，化痰散结	沙参麦冬汤

考点　慢性肺源性心脏病

慢性肺源性心脏病的病因、发病机制、临床表现、并发症、X 线检查、鉴别诊断、西医治疗

病因	支气管、肺疾病、胸廓运动障碍性疾病及肺血管疾病
发病机制	肺动脉高压的形成，心脏病变和心力衰竭
临床表现	肺、心功能代偿期：慢性咳嗽，咳痰和喘息，稍动即感心悸、气短、乏力
	肺、心功能失代偿期：以呼吸衰竭为主，或有无心力衰竭
并发症	肺性脑病、消化道出血、酸碱平衡失调及电解质紊乱、休克、DIC
X 线检查	①右下肺动脉干扩张，横径≥15mm。②横径：气管横径≥1.07。③肺动脉段明显突出，高度≥3mm。④右心室肥大征
鉴别诊断	冠心病：典型的心绞痛、心肌梗死的病史或心电图表现
	风湿性心瓣膜病：有风湿性关节炎和心肌炎病史
	原发性心肌病：全心增大，无慢性呼吸道疾病史，无肺动脉高压的 X 线表现

中西医结合内科学

续表

| 西医治疗 | 急性期：控制呼吸道感染；改善呼吸功能，抢救呼衰；控制心衰；用肾上腺皮质激素 |
| | 缓解期：积极治疗肺部原发病，防治引起急性发作的诱因，提高机体免疫力 |

肺源性心脏病的中医辨证论治

病因病机		久病肺虚，复感外邪；病理因素是痰浊、血瘀和水饮，病理性质为本虚标实		
	证型	证候	治则	方药
急性期	痰浊壅肺证	痰多，色白黏腻或呈泡沫样，苔薄腻或浊腻，脉滑	健脾益肺，化痰降气	苏子降气汤
	痰热郁肺证	喘息气粗，痰黏稠难咳，苔黄或黄腻，脉数或滑数	清肺化痰，降逆平喘	越婢加半夏汤
	痰蒙神窍证	神志恍惚，谵语，烦躁不安，撮空理线，表情淡漠，抽搐	涤痰开窍，息风止痉	涤痰汤，另服安宫牛黄丸或至宝丹
	阳虚水泛证	面浮，下肢肿，甚则一身悉肿，尿少，怕冷	温肾健脾，化饮利水	真武汤 + 五苓散

缓解期	肺肾气虚证	呼吸短浅难续，声低气怯，张口抬肩，脉沉细微无力	补肺纳肾，降气平喘	补肺汤
	气虚血瘀证	咳喘无力，面色晦暗，唇甲青紫	益气活血，止咳化痰	生脉散＋血府逐瘀汤

考点　慢性呼吸衰竭

慢性呼吸衰竭的病因、发病机制、临床表现、实验室检查、西医治疗

病因		气道阻塞性疾病、肺组织病变、肺血管疾病、胸廓及胸膜疾病、神经肌肉病变
发病机制		缺氧和二氧化碳潴留：通气不足、弥散障碍、通气/血流比例失调及氧耗量增加
临床表现		呼吸困难和多脏器功能紊乱
实验室检查（动脉血气分析）	PaO_2 和 $PaCO_2$	Ⅰ型呼吸衰竭的血气特点为 $PaO_2 < 60\ mmHg$，$PaCO_2 \leq 40\ mmHg$
		Ⅱ型呼吸衰竭的血气特点为 $PaO_2 < 60\ mmHg$，$PaCO_2 > 50\ mmHg$
	$PaCO_2$	代偿性呼吸性酸中毒（$PaCO_2$ 升高、pH 正常）
		失代偿性呼吸性酸中毒（$PaCO_2$ 升高，pH < 7.35）

续表

西医治疗	①保持呼吸道通畅：清除呼吸道分泌物，用祛痰剂（氯化铵）或雾化吸入；解除支气管痉挛，用沙丁胺醇、氨茶碱。②氧疗。③控制感染：喹诺酮类或氨基糖苷类。④增加通气量、减少 CO_2 潴留：呼吸兴奋剂、人工气道、机械辅助通气。⑤纠正酸碱平衡失调和电解质紊乱，应用糖皮质激素，防治消化道出血、休克

慢性呼吸衰竭的中医辨证论治

病因病机	证型	证候	治则	方药
久病劳欲或感受外邪，本虚标实	痰浊阻肺证	痰涎黏稠，不易咳出，胸中窒闷，苔白或白腻，脉滑数	化痰降气，活血化瘀	二陈汤＋三子养亲汤
	肺肾气虚证	胸满气短，心悸，咳嗽，痰白如沫，脉沉细无力或结代	补益肺肾，纳气平喘	补肺汤＋参蛤散
	脾肾阳虚证	水肿，肢冷尿少，舌胖暗紫，苔白滑	温脾健肾，化湿利水	真武汤＋五苓散
	痰蒙神窍证	神志恍惚，谵语，嗜睡，甚则抽搐、昏迷	涤痰开窍，息风止痉	涤痰汤、安宫牛黄丸、至宝丹

病因病机	证型	证候	治则	方药
	阳微欲脱证	面色苍白，冷汗淋漓，四肢厥冷，脉沉细无力或脉微欲绝	益气温阳，固脱救逆	独参汤灌服，同时用参麦注射液、参附注射液静脉滴注

第二单元　循环系统疾病

考点　心力衰竭

心功能分级★

心功能分级	表现
Ⅰ级	活动量不受限制，活动无（疲乏、心悸等）症状
Ⅱ级	体力活动轻度受限，休息无症状，平时一般活动下出现症状
Ⅲ级	体力活动明显受限，小于平时一般活动出现症状
Ⅳ级	不能从事任何体力活动，休息状态也出现症状

考点 急性心力衰竭

急性心力衰竭的临床表现、诊断、西医治疗

	急性左心衰竭	急性右心衰竭
临床表现	劳力性、夜间阵发性呼吸困难	
	急性肺水肿表现：突发严重呼吸困难，血压一过性升高	
	心源性休克表现：尿量显著减少	
诊断	肺淤血表现	体循环淤血表现
西医治疗	①端坐位。②四肢交换加压。③吸氧。④药物：吗啡、氨茶碱、呋塞米、硝普钠	①右心室梗死伴急性右心衰：扩容，禁用利尿等血管扩张剂。②急性大块肺栓塞所致急性右心衰：吗啡止痛，吸氧，溶栓

考点 慢性心力衰竭

慢性心力衰竭的临床表现、分期、西医治疗

		左心衰竭	右心衰竭
临床表现	症状	肺淤血及心排血量降低致器官低灌注表现为主：①最早出现劳力性呼吸困难，夜间阵发呼吸困难。②咳嗽，咳痰，咯血，乏力，疲倦，头昏，心慌	体循环静脉淤血：内脏淤血致腹胀、肝区胀痛、少尿
	体征	肺动脉瓣区第二音亢进、心尖区舒张期奔马律、收缩期杂音、交替脉	颈静脉怒张、肝颈静脉反流征阳性
分期		A 期：患冠心病、高血压、糖尿病但没有左心室功能受损、心肌肥厚或心脏形态改变	
		B 期：已经有左心室肥厚和功能受损，无症状	
		C 期：有心脏结构改变	
		D 期：需特殊干预治疗的难治性心衰	
西医治疗		①抑制神经内分泌激活：ACEI、β 受体阻滞剂。②改善血流动力学：利尿剂、地高辛。③其他：醛固酮拮抗剂、ARB、多巴胺	

中西医结合内科学

慢性心力衰竭的中医辨证论治

证型	证候	治则	方药
心肺气虚证	肢倦乏力，神疲咳喘，舌淡有齿痕	补益心肺	养心汤 + 补肺汤
气阴亏虚证	动则汗出，面颧暗红，夜寐不安	益气养阴	生脉散 + 酸枣仁汤
气虚血瘀证	胁下痞块，唇青甲紫，舌紫有瘀点	益气活血，疏肝通络	人参荣汤 + 桃红四物汤
阳虚饮停证	颜面及肢体浮肿，脉沉细无力	益气温阳，蠲饮平喘	真武汤
心肾阳虚证	尿少浮肿，面颧暗红，脉细数	温补心肾	桂枝甘草龙骨牡蛎汤 + 金匮肾气丸
痰饮阻肺证	咳嗽痰多，发热形寒，脉滑数	宣肺化痰，蠲饮平喘	三子养亲汤 + 真武汤

考点　快速性心律失常

快速性心律失常的临床表现

分类	临床表现
阵发性室上性心动过速	阵发性，心率160次/分以上，伴心悸、胸闷、乏力、头晕
期前收缩	可无症状，频发者可有心悸，听诊心脏提前搏动
心房纤颤	听诊心音强弱不等，心律绝对不规则，脉搏短促
室性心动过速	低血压，少尿，晕厥，气促，心绞痛，非持续性室速（<30s，自行终止）无症状，持续性室速（>30s，需药物或电复律终止）

快速性心律失常的心电图诊断

分类		心电图表现
室上性心动过速		①心率快而规则。②P 波与窦性不同。③QRS 波群为室上型，亦可增宽、畸形。④ST－T 波无变化，发作中也可倒置
期前收缩	房性	提早 P′，P′－R > 0.12s，QRS 正常
	房室交界性	提前正常的 QRS 波
	室性	提早宽大畸形 QRS 波，其前无 P 波，T 波与主波方向相反
室性心动过速		3 个或以上的室性期前收缩连发
房颤		P 波消失，代以大小、形态、间距不一的 f 波，频率为 350～600 次/分
房扑		P 波消失，代以大小、形态、间距一致的 F 波，频率为 250～350 次/分

快速性心律失常的西医治疗

分类	治疗药物
窦性心动过速	β 受体阻滞剂（维拉帕米或地尔硫䓬）
房性期前收缩	症状明显者用 β 受体阻滞剂
阵发性室上性心动过速	急性发作——维拉帕米，防止发作——普罗帕酮
房颤及房扑	地高辛

续表

分类	治疗药物
室性期前收缩	美西律
室性心动过速	利多卡因、胺碘酮

快速性心律失常的中医辨证论治

证型	治则	方药
心神不宁证	镇惊定志，养心安神	安神定志丸
气血不足证	补血养心，益气安神	归脾汤
阴虚火旺证	滋阴清火，养心安神	天王补心丹
气阴两虚证	益气养阴，养心安神	生脉散
痰火扰心证	清热化痰，宁心安神	黄连温胆汤
心脉瘀阻证	活血化瘀，理气通络	桃仁红花煎
心阳不振证	温补心阳，安神定悸	参附汤 + 桂枝甘草龙骨牡蛎汤

考点 缓慢性心律失常

缓慢性心律失常的临床表现、心电图诊断、西医治疗

分类		临床表现	心电图诊断	西医治疗
窦性心动过缓		头晕乏力，心悸胸闷	①窦性心律。②心率 40～60 次/分。③窦性心律不齐	阿托品
房室传导阻滞	Ⅰ度	无自觉症状	窦性 P 波，每个 P 波后都有相应的 QRS 波群，P–R 间期 >0.2s	阿托品、异丙肾上腺素
	Ⅱ度Ⅰ型	心悸乏力	P–R 间期↑，R–R 间隔↓	
	Ⅱ度Ⅱ型	头晕乏力，气短胸闷，晕厥及心功能下降	P–R 间期固定	
	Ⅲ度	乏力，活动时头晕，多无晕厥	窦性 P 波，P–P 间隔规则，P 波与 Q 波群无固定关系	

缓慢性心律失常的中医辨证论治

证型	治则	方药
心阳不足证	温补心阳，通脉定悸	人参四逆汤 + 桂枝甘草龙骨牡蛎汤
心肾阳虚证	温补心肾，温阳利水	参附汤 + 真武汤

中西医结合内科学

续表

证型	治则	方药
气血两虚证	益气养阴，养心通脉	炙甘草汤
痰浊阻滞证	理气化痰，宁心通脉	涤痰汤
心脉痹阻证	活血化瘀，理气通络	血府逐瘀汤

考点 原发性高血压

原发性高血压的临床表现

一般症状	头晕，头痛，颈项板紧，疲劳，心悸
并发症	①心——高血压性心脏病导致充血性心力衰竭，是冠状动脉粥样硬化的危险因素。②脑——急性脑血管病。③肾——肾功能损害
高血压危重症	①恶性高血压：舒张压≥130mmHg，肾功能损害明显加速，出现蛋白尿、血尿。②高血压危象：头痛眩晕，恶心呕吐，视力模糊。③高血压脑病：脑水肿表现（头痛呕吐、意识障碍、精神错乱）

原发性高血压的诊断

其他危险因素及病史	1 级高血压	2 级高血压	3 级高血压
无	低危	中危	高危
1~2 个其他危险因素	中危	中危	很高危
3 个其他危险因素，或靶器官损害	高危	高危	很高危
临床并发症或合并糖尿病	很高危	很高危	很高危

原发性高血压的西医治疗

治疗药物	适应证
①利尿剂：噻嗪类	难治性高血压
②β 受体阻滞剂：美托洛尔	心率较快的中青年患者
③钙通道阻滞剂（CCB）：硝苯地平，氨氯地平	伴稳定型心绞痛
④血管紧张素转换酶抑制剂（ACEI）：卡托普利、依那普利	伴慢性心力衰竭
⑤血管紧张素Ⅱ受体拮抗剂（ARB）：缬沙坦、氯沙坦	伴左室肥厚

原发性高血压的中医辨证论治

病因病机	证型	证候	治则	方药
风、火、痰、瘀、虚，气血阴阳失调，脉络失养，清阳不升，痰、火扰动清窍	肝阳上亢证	头胀痛或跳痛，口干口苦，面红目赤，烦躁易怒	平肝潜阳	天麻钩藤饮
	痰湿内盛证	头重如蒙，胸脘痞闷，呕吐痰涎，肢体沉重	祛痰降浊	半夏白术天麻汤
	瘀血内停证	头痛固定，口唇发绀，舌紫，脉弦涩	活血化瘀	血府逐瘀汤
	肝肾阴虚证	目涩咽干，盗汗，五心烦热，大便干涩	平肝潜阳	杞菊地黄丸
	肾阳虚衰证	头痛而空，形寒肢冷，夜尿频多，大便溏薄	温补肾阳	济生肾气丸

考点　心绞痛

心绞痛的临床表现、检查、鉴别诊断、西医治疗

临床表现	①部位：胸骨后或心前区突然发生疼痛，可放射至颈颌部、左肩胛部、左臂内侧。②诱因：劳动过度，情绪激动，饱餐，吸烟，突然受冷，心动过速及休克。③性质：压迫、憋闷或紧缩感，偶伴濒死的恐惧感觉。④持续时间：疼痛持续时间多为 1~5 分钟。⑤缓解方式：舌下含服硝酸甘油几分钟或休息后疼痛缓解

检查	心电图：发作时可见 ST 段压低≥0.1 mV，缓解后恢复	
	CT 造影：有较高阴性预测价值	
	冠状动脉造影：管腔直径减少 70%～75%	
鉴别诊断	急性心肌梗死：含服硝酸甘油多不能缓解，心电图中面向梗死部位的导联 ST 段抬高和病理性 Q 波	
西医治疗	发作期	硝酸甘油或硝酸异山梨酯舌下含化
	缓解期	①β 受体阻滞剂。②硝酸酯制剂。③钙通道阻滞剂（变异型首选）。④曲美他嗪。⑤调脂药和抗血小板药

心绞痛的中医辨证论治

病因	寒邪内侵，情志失调，饮食不当，年老体虚		
病机	阳微阴弦，本虚标实		
证型	证候	治则	方药
心血瘀阻证	痛有定处，舌紫暗或有瘀斑	活血化瘀，通脉止痛	血府逐瘀汤
痰浊内阻证	胸闷痛如窒，痰多，舌苔浊腻，脉滑	通阳泄浊，豁痰开痹	瓜蒌薤白半夏汤＋涤痰汤

续表

阴寒凝滞证	天冷易发，感寒痛甚，形寒肢冷	辛温通阳，开痹散寒	枳实薤白桂枝汤 + 当归四逆汤
气虚血瘀证	胸痛隐隐，遇劳则发，乏力自汗	益气活血，通脉止痛	补阳还五汤
气阴两虚证	手足心热，舌红少津	益气养阴，活血通络	生脉散 + 炙甘草汤
心肾阴虚证	胸闷痛或灼痛，盗汗，虚烦不寐	滋阴益肾，养心安神	左归丸
心肾阳虚证	畏寒肢冷，下肢浮肿，面色苍白	益气壮阳，温络止痛	参附汤 + 右归丸

考点　心肌梗死

心肌梗死的病因、临床表现、检查、鉴别诊断、西医治疗

	病因	不稳定斑块破裂、出血和血栓形成，或冠脉痉挛导致管腔急性闭塞
临床表现	症状	①疼痛。②全身症状（发热、心动过速、白细胞↑和红细胞沉降率↑）。③胃肠道症状。④室性期前收缩。⑤低血压和休克。⑥急性左心衰竭
	体征	心脏浊音界↑，血压↓
	并发症	乳头肌功能不全或断裂，心室壁瘤

检查	心电图	ST 段抬高性 AMI：ST 段抬高，宽而深的 Q 波（病理性 Q 波），T 波倒置
		非 ST 段抬高性 AMI：无 ST 段抬高，无病理性 Q 波，T 波倒置
	定位	前间壁：$V_1 \sim V_3$；下壁：Ⅱ、Ⅲ、aVF；正后壁：$V_7 \sim V_8$
	标志物	肌钙蛋白 I（cTnI）或 T（cTnT）首选
鉴别诊断		心绞痛：发作持续时间一般在 15 分钟以内，血清酶不增高，心电图无变化或有 ST 段暂时性压低或抬高
西医治疗		休息、立即吸氧、镇痛剂（吗啡）

心肌梗死的中医辨证论治

证型	证候	治则	方药
气滞血瘀证	胸闷气促，脘腹胀满，舌紫有瘀斑	活血化瘀，通络止痛	血府逐瘀汤
寒凝心脉证	形寒畏冷，四肢不温，冷汗自出	散寒宣痹，芳香温通	当归四逆汤 + 苏合香丸
痰瘀互结证	胸闷如窒，痰多，腹胀纳呆	豁痰活血，理气止痛	瓜蒌薤白半夏汤 + 桃红四物汤
气虚血瘀证	神疲气短，自汗，舌胖大有齿痕	益气活血，祛瘀止痛	补阳还五汤
气阴两虚证	自汗盗汗，心烦少寐，舌红少苔	益气滋阴，通脉止痛	生脉散 + 左归饮

中西医结合内科学

续表

证型	证候	治则	方药
阳虚水泛证	喘促苍白，畏寒肢冷，下肢浮肿	温阳利水，通脉止痛	真武汤＋葶苈大枣泻肺汤
心阳欲脱证	四肢厥逆，大汗淋漓，脉微欲绝	回阳救逆，益气固脱	参附龙牡汤

考点　心脏瓣膜病

心脏瓣膜病的症状、体征

分类	症状	体征
二尖瓣狭窄	呼吸困难，咯血，咳嗽，声音嘶哑	"二尖瓣面容"，双颧绀红，胸骨左缘第2肋间闻及肺动脉瓣舒张早期吹风样杂音
二尖瓣关闭不全	疲乏无力，呼吸困难出现较晚，咯血少见	心尖部第1心音减弱，心尖部较粗糙的吹风样全收缩期杂音
主动脉瓣狭窄	"三联征"——呼吸困难、心绞痛、晕厥	第2心音减弱或消失，可听到高调、粗糙的递增-递减型收缩期杂音
主动脉瓣关闭不全	可多年无症状	水冲脉，靴型心，主动脉瓣第二听诊区可闻及叹气样递减型舒张期杂音，动脉枪击音及杜氏双重杂音

心脏瓣膜病的中医辨证论治

病因病机	证型	治则	方药
风、寒、湿、热痹阻经气，复感于邪，内舍于心，久之损伤心气脉络，心脉运行失畅	气阴两虚证	益气养心，凝心复脉	炙甘草汤
	气虚血瘀证	益气养血，活血通脉	独参汤+桃仁红花煎
	心肾阳虚证	温补心肾，化气行水	参附汤+五苓散
	阳虚水泛证	温肾助阳，泻肺行水	真武汤+葶苈大枣泻肺汤
	心阳虚脱证	补虚固脱	参附汤

第三单元　消化系统疾病

考点　急性胃炎、慢性胃炎

急、慢性胃炎的病因、病理、临床表现、胃镜检查、诊断、鉴别诊断、西医治疗

病名	急性胃炎	慢性胃炎
病因	急性应激、非甾体消炎药和幽门螺杆菌	幽门螺杆菌
病理	中性粒细胞浸润为主	炎症、萎缩和肠化生

续表

病名	急性胃炎	慢性胃炎
临床表现	急性起病，上腹饱胀、隐痛，食欲减退，恶心，呕吐；查体上腹部压痛	起病隐匿，病程迁延，慢性病程；症状不明显，无特异性；查体上腹部压痛
胃镜检查	胃黏膜弥漫性充血、水肿、渗出、出血和糜烂	①浅表性胃炎见黏膜色红、边缘模糊，呈局限性。②萎缩性胃炎见黏膜呈淡红、灰色，呈弥散性
诊断	内镜检查（出血发生后24~48h进行）	胃镜，胃黏膜活组织病理
鉴别诊断	胆囊炎：血清转氨酶升高	消化性溃疡，慢性胆囊炎，功能性消化不良，胃神经症
	胰腺炎：血清淀粉酶活性增高	
西医治疗	①H_2受体拮抗剂、质子泵抑制剂、胃黏膜保护剂。②胃复安（呕吐）。③抗生素	①胃复安，吗丁啉。②H_2受体拮抗剂，氢氧化铝。③胶体次枸橼酸铋

慢性胃炎的中医辨证论治

病因病机	证型	证候	治则	方药
寒邪、饮食、肝气犯胃及脾胃虚弱；中焦气机不利，脾胃升降失职	肝胃不和证	胃脘胀闷，连及两胁，因情志不遂而痛作	疏肝和胃，理气止痛	柴胡疏肝散
	脾胃湿热证	胃脘灼痛，嘈杂泛酸，口干口苦	清利湿热，醒脾化浊	三仁汤
	胃络瘀阻证	胃脘刺痛，面色晦暗，舌紫暗有瘀点	化瘀通络，和胃止痛	丹参饮＋失笑散
	胃阴不足证	胃部及胸骨后灼痛，口燥咽干，舌红少津	养阴益胃，和中止痛	益胃汤
	脾虚胃弱证	胃脘隐痛时发时止，喜暖喜按，便溏	健脾益气，温中和胃	四君子汤

考点 消化性溃疡

消化性溃疡的病因病理、特点、临床表现、并发症、检查、西医治疗

病因病理	①胃酸分泌过多。②黏液-黏膜屏障削弱。③胃蠕动减弱或幽门通过功能障碍
特点	反复发作、周期性发作、节律性上腹部疼痛
临床表现	①部位：上腹部剑突下。②性质：饥饿样空痛。③时间：十二指肠溃疡（空腹时痛、食后缓解、夜间痛），胃溃疡（餐后 0.5～1h 出现）。④伴随症状：唾液分泌增多、恶心、反胃、胸骨后烧灼感。⑤诱发因素及缓解方式：饮食或服药不当，进食或制酸药。⑥慢性周期性发作
并发症	上消化道出血、穿孔、幽门梗阻、癌变
检查	内镜检查：最直接
	X线钡餐：直接征象——龛影，间接征象——痉挛性切迹
西医治疗	①氢氧化铝、奥美拉唑、枸橼酸铋钾。②H_2 受体拮抗药：法莫替丁。③胃黏膜保护药：硫糖铝

消化性溃疡的中医辨证论治

病因病机	证型	证候	治则	方药
饮食、情志；病位在胃，与肝脾密切相关	肝胃不和证	胀痛，痛引两胁，情志不遂诱发	疏肝理气，健脾和胃	柴胡疏肝散＋五磨饮子
	脾胃虚寒证	隐痛，喜温喜按，泛吐清水，便溏	温中散寒，健脾和胃	黄芪建中汤
	胃阴不足证	饥不欲食，手足心热，便干舌红	健脾养阴，益胃止痛	一贯煎＋芍药甘草汤
	肝胃郁热证	胸胁胀满，泛酸口苦，烦躁易怒	清胃泄热，疏肝理气	化肝煎＋左金丸
	胃络瘀阻证	刺痛，呕血黑便，舌紫暗或瘀斑	活血化瘀，通络和胃	活络效灵丹＋丹参饮

中西医结合内科学

考点 胃癌

胃癌的病理、转移途径、临床表现、检查、诊断和鉴别诊断

病理	好发部位：胃窦、胃小弯 > 贲门。组织分型：腺癌（多）、黏液癌、实质性癌和未分化癌。形态分型：早期（黏膜 + 黏膜下层）、中期（侵及肌层）、晚期（侵及浆层）
转移途径	淋巴转移
临床表现	症状：无节律性上腹痛（最常见）、食欲减退、消瘦、乏力、恶心呕吐、出血、黑便。并发症：出血、梗阻、穿孔
检查	①X 线钡餐：半月征、环堤征。②内镜：胃镜 + 黏膜活检（最可靠的手段）
诊断	①慢性萎缩性胃炎 + 肠上皮化生及轻度不典型增生内科治疗无效，X 线示胃息肉 > 2cm。②中年以上，不明原因贫血、消瘦和粪便隐血持续阳性。③胃大部切除术后 10 年以上。胃肠钡餐 X 线、胃镜和活组织病理检查确诊
鉴别诊断	胃溃疡：长期反复周期性、节律性慢性上腹部疼痛，制酸药可缓解；X 线钡餐可见溃疡龛影
	慢性萎缩性胃炎：上腹饱胀、食欲不振，无肿块，无淋巴结肿大；大便隐血试验阴性

胃癌的中医辨证论治

病因病机	证型	证候	治则	方药
情志、饮食或久病；病位在胃脘，病机与肝、脾、肾三脏功能失调密切相关	痰气交阻证	吞咽梗噎不顺，呕吐痰涎，苔白腻	理气化痰，消食散结	海藻玉壶汤
	肝胃不和证	胃脘胀满，窜及两胁，口苦心烦	疏肝和胃，降逆止痛	柴胡疏肝散
	脾胃虚寒证	隐痛，喜按喜温，朝食暮吐，浮肿便溏	温中散寒，健脾益气	理中汤+四君子汤
	胃热伤阴证	胃脘灼热，嘈杂，五心烦热，大便干燥	清热和胃，养阴润燥	玉女煎
	瘀毒内阻证	刺痛拒按，心下痞块，呕血，肌肤甲错	理气活血，软坚消积	膈下逐瘀汤
	痰湿阻胃证	胸闷，心下结块，呕吐痰涎，面黄虚胖	燥湿健脾，消痰和胃	开郁二陈汤
	气血两虚证	神疲乏力，面色无华，少气懒言	益气养血，健脾和营	八珍汤

考点　肝硬化、原发性肝癌

肝硬化、原发性肝癌的临床表现、并发症、诊断、西医治疗

病名	肝硬化	原发性肝癌
临床表现	①蜘蛛痣、肝掌。②出血倾向及贫血。③门脉高压，脾充血性肿大，侧支循环的建立和开放，腹水	①肝区疼痛与肝大，黄疸，肝硬化表现。②消化道症状。③肺转移症状
并发症	上消化道出血、肝性脑病、肝癌结节破裂出血（原发性肝癌）	
诊断	①病毒性肝炎或长期大量饮酒。②肝功能减退、门脉高压表现。③肝穿刺活检见假小叶形成是诊断本病的金标准	①影像学（两种影像学检查均显示有 >2 cm 占位病变），结合 AFP（一种影像学 >2 cm 占位病变，伴 AFP ≥400 ug/L）。②肝穿刺活检证实原发性肝癌的组织学特征
西医治疗	腹水处理：①限制钠水摄入。②螺内酯。③腹腔穿刺。④提高有效循环血容量	手术、放疗、化疗

肝硬化的中医辨证论治

病因病机	证型	证候	治则	方药
肝络瘀滞、感染蛊毒；病位主要在肝、脾、肾三脏，病机涉及全身而非独肝脏之病	气滞湿阻证	胁下胀痛，食后胀甚，矢气稍减	疏肝理气，健脾利湿	柴胡疏肝散＋胃苓汤
	寒湿困脾证	下肢浮肿，怯寒懒动，脘腹痞胀	温中散寒，行气利水	实脾饮
	湿热蕴脾证	烦热欲饮，面目肌肤发黄，尿黄便结	清热利湿，攻下逐水	中满分消丸＋茵陈蒿汤
	肝脾血瘀证	脉络怒张，胁腹刺痛，面色晦暗黧黑	活血化瘀，化气行水	调营饮
	脾肾阳虚证	面色苍黄或白，脘闷纳呆，下肢浮肿	温肾补脾，化气利水	附子理中汤＋五苓散
	肝肾阴虚证	口干舌燥，心烦失眠，舌红绛少津	滋补肝肾，化气利水	一贯煎＋膈下逐瘀汤

原发性肝癌的中医辨证论治

病因病机	证型	证候	治则	方药
情志郁结、酒食所伤，湿热邪毒，病久不愈，导致肝脾损伤，气机瘀塞，瘀毒内结	气滞血瘀证	两胁胀痛，嗳气泛酸，舌红有瘀斑	疏肝理气，活血化瘀	逍遥散 + 桃红四物汤
	湿热瘀毒证	脘腹胀满，目肤黄染，高热烦渴	清利湿热，化瘀解毒	茵陈蒿汤 + 鳖甲煎丸
	肝肾阴虚证	潮热盗汗，头晕耳鸣，腰膝酸软	养阴柔肝，软坚散结	滋水清肝饮 + 鳖甲煎丸

考点　溃疡性结肠炎

溃疡性结肠炎的病因病理、临床表现、检查、诊断、西医治疗

病因病理	自身免疫、遗传、感染和精神因素累及大肠黏膜和黏膜下层，呈弥漫性、连续性
临床表现	①消化道症状——腹泻，黏液脓血便，腹痛。②全身症状——发热，高热（合并症、急性暴发）。③肠外表现——外周关节炎、结节性红斑、坏疽性脓皮病重型和暴发型可有明显鼓肠、腹肌紧张、腹部压痛及反跳痛

	检查	①血液：轻、中度贫血。②粪便：活动期有黏液脓血便。③纤维结肠镜：最有价值的诊断法。④钡剂灌肠：重要的诊断法。⑤黏膜组织学：黏膜和黏膜下层有淋巴细胞、浆细胞、嗜酸性及中性粒细胞浸润
	诊断	①持续或反复发作腹泻和黏液血便、腹痛。②排除细菌性、阿米巴痢疾，慢性血吸虫病，肠结核，克罗恩病，缺血性肠炎。③具有结肠镜检查特征性改变至少1项及黏膜活检或钡剂灌肠检查征象中至少1项
西医治疗	活动期	轻：5-氨基水杨酸；中：水杨酸、泼尼松；重型：静滴氢化可的松、环孢素
	缓解期	氨基水杨酸维持3年

溃疡性结肠炎的中医辨证论治

病因病机	证型	证候	治则	方药
先天不足、脾胃素虚、饮食不节、情志失调导致气机紊乱，湿热内蕴，肠络受损	湿热内蕴证	里急后重，腹痛灼热，肛门灼热	清热利湿	白头翁汤
	脾胃虚弱证	大便时溏时泻，肢体倦怠，神疲，舌淡胖有齿痕	健脾渗湿	参苓白术散
	脾肾阳虚证	腹痛喜温喜按，腰酸膝软，形寒肢冷	健脾温肾止泻	四神丸
	肝郁脾虚证	腹泻与情志相关，腹痛即泻，泻后痛减，两胁胀痛	疏肝健脾	痛泻要方
	阴血亏虚证	腹痛隐隐，午后发热，五心烦热，头晕眼花	滋阴养血，清热化湿	驻车丸
	气滞血瘀证	泻下不爽，便血色紫暗，胸胁胀满，面色晦暗	化瘀通络	膈下逐瘀汤

考点 上消化道出血

上消化道出血的临床表现、检查、诊断、西医治疗

临床表现	①呕血和黑便。②失血性周围循环衰竭。③血象变化。④发热。⑤氮质血症
检查	①血常规：正细胞正色素性贫血。②胃镜（确诊的首选方法）
诊断	出血量的估计：① > 5mL——便隐血（＋）。② 50 ~ 100mL——黑便。③ 250 ~ 300mL——呕血。④400 ~ 500mL——全身症状。⑤ >1000mL——周围循环衰竭
西医治疗	输血指征：①体位改变时晕厥、血压↓、心率↑。②失血性休克。③血红蛋白 <70g/L。 止血措施：①奥曲肽。②三腔两囊管。③内镜治疗（重要手段）

上消化道出血的中医辨证论治

病因病机	证型	治则	方药
外邪、情志、醇酒厚味、劳倦、久病；火热熏灼、迫血妄行及气虚不摄、血溢脉外	胃中积热证	清胃泻火，化瘀止血	泻心汤 + 十灰散
	肝火犯胃证	泻肝清胃，降逆止血	龙胆泻肝汤
	脾不统血证	益气健脾，养血止血	归脾汤
	气随血脱证	益气摄血，回阳固脱	独参汤或四味回阳饮

第四单元　泌尿系统疾病

考点　慢性肾小球肾炎

　　慢性肾小球肾炎的临床表现、检查、诊断、鉴别诊断、西医治疗

临床表现	水肿，高血压，尿液改变，贫血，伴肾功能损害
检查	①尿常规：尿蛋白（＋）～（＋＋＋＋），可见颗粒管型、透明管型、蜡样管型和低比重尿。②肾功能检查：肾小球滤过率下降，内生肌酐清除率降低
诊断	血尿、蛋白尿、水肿、高血压病史，无论有无肾功能损害，均应考虑慢性肾炎的诊断，但需除外其他慢性肾脏疾病或继发于全身性疾病的肾小球损害
鉴别诊断	慢性肾盂肾炎：既往多有尿频、尿痛、腰痛等症；尿检白细胞明显增多，甚至有白细胞管型，涂片找到细菌，尿培养阳性等有助鉴别
	急性肾小球肾炎：常在感染后 2～4 周发病
西医治疗	①降压：依那普利、缬沙坦、钙离子拮抗药常用硝苯地平。②改善血液高凝状态：大剂量双嘧达莫或小剂量阿司匹林。③预防感染及避免使用肾毒性药物

慢性肾小球肾炎的中医辨证论治

病因	证型		证候	治则	方药
脾肾功能失调日久，气阳虚损	本证	脾肾气虚证	证候神疲乏力，便溏，尿频或夜尿多	治则补气健脾益肾	方药异功散加味
		肺肾气虚证	疲倦乏力，少语懒言，腰脊酸痛	补益肺肾	玉屏风散＋金匮肾气丸
		脾肾阳虚证	全身浮肿，面色苍白，畏寒肢冷	温补脾肾	附子理中丸/济生肾气丸
		肝肾阴虚证	目睛干涩，头晕耳鸣，五心烦热	滋养肝肾	杞菊地黄丸
		气阴两虚证	面色无华，少气乏力，手足心热	益气养阴	参芪地黄丸
	标证	水湿证	颜面浮肿，苔白脉缓	利水消肿	五苓散＋五皮饮
		湿热证	面浮肢肿，身热汗出，口干不欲饮	清热利湿	三仁汤
		血瘀证	面色黧黑，腰痛固定，肌肤甲错	活血化瘀	血府逐瘀汤
		湿浊证	口黏纳呆，身重困倦，浮肿尿少	健脾化湿泄浊	胃苓汤

考点　肾病综合征

肾病综合征的临床表现、并发症、检查、西医治疗

临床表现	大量蛋白尿（>3.5g/d），低蛋白血症（血浆白蛋白<30g/L），高脂血症，水肿
并发症	过敏性紫癜肾炎，系统性红斑狼疮肾炎，糖尿病肾病，肾淀粉样变性
检查	①尿常规检查：尿蛋白定量>3.5g/24h。②肾活检：确定肾组织病理类型的唯一手段。③肾功能检查：血尿素氮、血肌酐可升高
西医治疗	①水肿：氢氯噻嗪。②低蛋白血症：静脉输注血浆或血浆白蛋白。③减少尿蛋白：卡托普利、氯沙坦、氨氯地平。④免疫调节治疗：糖皮质激素，泼尼松口服或冲击疗法；细胞毒药物，环磷酰胺

肾病综合征的中医辨证论治

病因病机	证型	证候	治则	方药
素体脾肾亏虚，复感风、寒、湿邪，肺、脾、肾三脏及三焦对水液代谢功能的失调	风水相搏证	肢节酸重，小便不利，恶风寒	疏风解表，宣肺利水	越婢加术汤
	湿毒浸淫证	烦热口渴，大便秘结，小便短赤，皮肤有疮疡疖肿，脉滑数	宣肺解毒，利湿消肿	麻黄连翘赤豆汤＋五味消毒饮
	水湿浸渍证	胸闷腹胀，身重困倦，纳呆泛恶	健脾化湿，温阳利水	五皮饮＋胃苓汤
	湿热内蕴证	胸闷烦热，口干口苦，大便干结	清热利湿，利水消肿	疏凿饮子
	脾虚湿困证	腹胀纳少，面色微黄，尿少色清，便溏	温运脾阳，利水消肿	实脾饮
	肾阳衰微证	腰部冷痛酸重，形寒神疲，面色灰滞	温阳助肾，化气行水	济生肾气丸＋真武汤

考点 尿路感染

尿路感染的病因、感染途径、临床表现、检查、诊断、鉴别诊断、西医治疗

病因		大肠杆菌、葡萄球菌
感染途径		上行感染（大肠杆菌），血行感染（葡萄球菌），直接感染，淋巴道感染
临床表现	膀胱炎	①急性：尿频急痛，尿浑浊。②慢性：反复发生或长期存在的尿频、尿急症状，但不如急性膀胱炎明显
	肾盂肾炎	①急性：高热寒战，尿频急痛，排尿困难，肾叩击痛。②慢性：影像学检查发现有局灶性粗糙的肾皮质瘢痕，伴有相应的肾盂肾盏变形
检查		①尿常规：白细胞、白细胞管型、红细胞、尿蛋白（常 $<2g/24h$）。②血常规：急性肾盂肾炎白细胞升高
诊断		膀胱穿刺尿定性培养有细菌生长，导尿细菌定量培养菌落计数 $\geq 10^5/mL$
鉴别诊断		慢性肾小球肾炎：浮肿、大量蛋白尿，长期无低热、尿频，尿细胞排泄率检查可鉴别
西医治疗		①急性膀胱炎：羟氨苄青霉素 3.0g、环丙沙星 0.75g、氧氟沙星 0.4g、复方新诺明 5 片、阿莫西林 3.0g；磺胺类、喹诺酮类、半合成青霉素或头孢类任选一种连用 3 天。②急性肾盂肾炎：复方新诺明、庆大霉素

尿路感染的中医辨证论治

病因病机	证型	证候	治则	方药
湿热蕴结下焦，膀胱气化不利；实证为膀胱湿热、肝郁气滞，虚证为脾肾亏虚	膀胱湿热证	小便频数，点滴而下，尿色黄赤，苔黄腻	清热利湿通淋	八正散
	肝胆郁热证	烦躁易怒，情绪不稳，口苦口黏，舌质暗红，可见瘀点	疏肝理气，清热通淋	加味逍遥散 + 石韦散
	脾肾亏虚，湿热屡犯证	小便淋沥不尽，时作时止，面色无华，腰膝酸软，食欲不振	健脾补肾	无比山药丸
	肾阴不足，湿热留恋证	头晕耳鸣，腰酸痛，低热，手足心热，咽干唇燥，舌质红	滋阴益肾，清热通淋	知柏地黄丸

考点　急性肾衰竭

	病因	肾前性——血容量减少；肾性——肾实质损伤；肾后性——急性尿路梗阻
临床表现	少尿期	短时间内尿量明显减少，恶心呕吐、腹胀腹泻、消化道出血、高血压、心衰、意识障碍、抽搐昏迷、严重的酸中毒和电解质异常。典型的为 7～14 天
	多尿期	尿量超过 400mL 时，则由少尿期进入多尿期，持续 1～3 周
	恢复期	肾小管细胞再生、修复，肾小管完整性恢复常需数月

	检查	①肾功能：氮质血症，电解质紊乱，酸碱平衡紊乱。②尿常规：等张尿，蛋白尿，颗粒管型。③尿渗透浓度 <350mOsm/L
	诊断	①常继发于各种严重疾病所致的周围循环衰竭或肾中毒后。②急骤少尿，个别可无尿。③与日俱增的氮质血症。④如处理恰当，数日至数周后出现多尿
	鉴别诊断	慢性肾衰竭：双侧肾缩小，贫血，尿毒症面容，肾性骨病，神经病变
西医治疗	药物	①急性肾衰少尿期——呋塞米。②缺血性急性肾衰——硝苯地平
	透析适应证	①少尿或无尿2天。②尿毒症症状明显。③肌酐清除率较正常下降超过50%，或血尿素氮升高达21 mmol/L，血肌酐升高达442 μmol/L。④血钾超过6.5 mmol/L。⑤代谢性酸中毒，$CO_2 - CP \leqslant 13$ mmol/L。⑥脑水肿、肺水肿或充血性心力衰竭

考点　慢性肾衰竭

慢性肾衰竭的临床表现、检查、诊断、西医治疗

临床表现	①水代谢障碍：早期多尿、夜尿；晚期少尿，甚或无尿。②消化系统：食欲不振、恶心呕吐。中晚期口中氨味，腹泻，口腔黏膜溃烂，消化道出血。③循环系统：高血压，晚期心衰、心律失常。④精神、神经系统：早期头痛失眠、记忆力减退，晚期嗜睡谵语、肌肉颤动。⑤血液系统：肾性贫血。⑥呼吸系统：酸中毒时出现深而大的呼吸。⑦皮肤：失去光泽，尿毒症性皮炎，肤色萎黄
检查	①BUN、Scr↑，CO_2 结合力↓。②蛋白尿、血尿、管型尿
诊断	Ccr < 80 mL/min，Scr > 133 μmol/L，有慢性原发或继发性肾脏疾病病史
西医治疗	①控制感染。②纠正代谢性酸中毒：当二氧化碳结合力降至 13.5 mmol/L 以下时，应补碱。③纠正水、电解质平衡失调。④透析治疗：血液透析和腹膜透析（目前临床普遍应用）。⑤对症治疗：止呕、降压、强心和纠正贫血

慢性肾衰竭的中医辨证论治

病因病机	证型		证候	治则	方药
属"关格"，脾肾亏虚，湿浊内聚	本虚证	脾肾气虚证	少气乏力，纳差腹胀，腰膝酸痛	补气健脾益肾	六君子汤
		脾肾阳虚证	纳差便溏，腰部冷痛，畏寒肢冷	补肾温阳健脾	济生肾气丸
		肝肾阴虚证	头痛眩晕，耳鸣眼花，烦躁多怒	滋肾平肝	杞菊地黄丸
		气阴两虚证	神疲乏力，口干舌燥，手足心热	益气养阴，健脾补肾	参芪地黄汤
		阴阳两虚证	畏寒肢冷，手足心热，五更泄泻	温扶元阳，补益真阴	全鹿丸
	标实证	湿浊证	恶心呕吐，胸闷纳呆，口淡黏腻	和中降逆，化湿泄浊	小半夏加茯苓汤
		湿热证	湿郁化热，口干口苦，口臭恶心	中焦清化和中，下焦清利湿热	中焦黄连温胆汤，下焦四妙丸

病因病机	证型	证候	治则	方药
	水气证	面肢浮肿，有胸水腹水	利水消肿	五皮饮或五苓散
	血瘀证	面色黧黑，腰痛固定，舌紫脉涩	活血化瘀	桃红四物汤
	肝风证	头晕头痛，手足蠕动，抽搐肉瞤	镇肝息风	天麻钩藤饮

第五单元　血液及造血系统疾病

考点　缺铁性贫血
缺铁性贫血的病因、临床表现、诊断

	病因	①慢性失血。②铁需要量增加。③铁吸收不良。④铁摄入不足
临床表现	贫血	面色萎黄或苍白，乏力，头晕，耳鸣，记忆力减退，精神不集中，气短，心悸
	组织缺铁	①黏膜变化：舌乳头萎缩，口角炎，萎缩性胃炎和胃酸缺乏，吞咽困难。②皮肤和指（趾）甲症状：皮肤干燥，毛发干枯脱落，指甲脆薄易裂，扁平甲或反甲。③神经精神症状：神经痛，以头痛多见，肢体麻木、针刺感

续表

诊断（符合①和②～⑥中2条以上者）	①小细胞低色素贫血，男性 Hb < 120 g/L，女性 Hb < 110 g/L，孕妇 Hb < 100 g/L，MCV < 80 fL，MCH < 26 pg，MCHC < 31%。②血清（血浆）铁 < 8.95 μmol/L，总铁结合力 < 64.44 μmol/L。③运铁蛋白饱和度 < 0.15（15%）。④骨髓铁染色显示骨髓小粒可染铁消失，铁粒幼红细胞 < 15%。⑤全血红细胞游离原卟啉 > 0.9 μmol/L。⑥血清铁蛋白 < 14 μg/L。⑦铁剂治疗有效

缺铁性贫血的西医治疗

治疗原则		适应证或具体措施
纠正病因		针对痔疮、溃疡、肠道息肉、钩虫感染、胃肠道肿瘤及月经过多治疗
补充铁剂	口服铁剂	硫酸亚铁、葡萄糖亚铁，饭中或饭后口服
	注射铁剂	口服不奏效者
辅助治疗		饮食疗法，输血或输入红细胞，维生素 E

缺铁性贫血的中医辨证论治

证型	证候		治则	方药
脾胃虚弱证	面色萎黄，食欲不振，脘腹胀满，食后腹胀	恶心欲吐，胃脘不适，大便稀溏	健脾和胃，益气养血	香砂六君子汤＋当归补血汤
心脾两虚证		头目眩晕，心悸气短，失眠多梦	益气补血，养心安神	归脾汤或八珍汤
脾肾阳虚证		颜面虚浮，腰膝酸软，夜尿频多	温补脾肾	八珍汤＋无比山药丸
虫积证		腹痛，喜食异物，或吐或便虫体	八珍汤＋化虫丸	杀虫，消积，补益气血

考点　再生障碍性贫血

再生障碍性贫血的临床表现、检查、西医治疗

临床表现		贫血，出血，感染
检查	血象	全血细胞减少，网织红细胞百分数＜0.01，淋巴细胞比例增高
	骨髓象	骨髓增生降低，粒、红系及巨核细胞明显减少且形态大致正常

中西医结合内科学

续表

西医治疗	支持治疗	①控制感染。②止血：酚磺乙胺、氨基己酸，若内脏出血，输入浓集的血小板。③输血：用于红细胞 <60 g/L者
	促造血功能	雄激素、碳酸锂、一叶荻碱、氯化钴、糖皮质激素
	免疫抑制剂	抗胸腺球蛋白（ATC）、抗淋巴细胞球蛋白（ALG）

再生障碍性贫血中医辨证论治

中医病因	证型	证候		治则	方药
先天不足、体质虚弱、因病致虚	肾阴虚证	面色苍白，唇甲色淡	颧红盗汗，手足心热，口渴思饮	滋阴补肾，益气养血	左归丸＋当归补血汤
	肾阳亏虚证		气短懒言，面浮肢肿，形寒肢冷	补肾助阳，益气养血	右归丸＋当归补血汤
	肾阴阳两虚证	倦怠乏力，腰膝酸软，皮肤紫斑	手足心热，畏寒肢冷	滋阴助阳，益气补血	左归丸、右归丸＋当归补血汤
	肾虚血瘀证		面色晦暗，肌肤甲错，胁痛	补肾活血	六味地黄丸或金匮肾气丸＋桃红四物汤
	气血两虚证	面白无华，唇淡，头晕心悸，气短乏力		补益气血	八珍汤
	热毒壅盛证	壮热口渴，咽痛，鼻衄，齿衄，脉洪数		清热凉血，解毒养阴	清瘟败毒饮

考点　白细胞减少症与粒细胞缺乏症

白细胞减少症与粒细胞缺乏症的临床表现、诊断、西医治疗

	白细胞减少症	粒细胞缺乏症
临床表现	起病缓，可无症状，可有头晕、乏力疲困、食欲减退及低热表现	起病急，畏寒，高热，头痛，乏力，出汗，周身不适
诊断	外周血白细胞计数 $< 4.0 \times 10^9/L$	外周血中性粒细胞绝对值 $< 0.5 \times 10^9/L$
西医治疗	碳酸锂、维生素 B_4、鲨肝醇、利血生	重组人粒系集落刺激因子、粒－单系集落刺激因子

白细胞减少症与粒细胞缺乏症的中医辨证论治

证型		证候	治则	方药
气血两虚证	头晕，倦怠，乏力	面色萎黄，少寐多梦，心悸怔忡	益气养血	归脾汤
脾肾亏虚证		面色㿠白，腰膝酸软，畏寒肢冷，小便清长	温补脾肾	黄芪建中汤＋右归丸
气阴两虚证		面色少华，五心烦热，失眠盗汗	益气养阴	生脉散
肝肾阴虚证		腰膝酸软，五心烦热，失眠多梦，口干咽燥	滋补肝肾	六味地黄丸
外感温热证		面赤咽痛，发热不退，口渴欲饮	清热解毒，滋阴凉血	犀角地黄汤＋玉女煎

考点　急性白血病

急性白血病的临床表现、检查、西医治疗

临床表现	骨髓造血功能受抑制：①贫血（首发症状）。②发热（早期症状）。③出血	
	白血病细胞增殖浸润：①肝脾、淋巴结肿大。②胸骨下端局部压痛。③眼球突出。④齿龈肿胀。⑤头痛头晕。⑥无痛性睾丸肿大	
检查	血象	①贫血进行性加重，呈正细胞正色素型。②网织红细胞计数↓，血小板计数↓。③白细胞早期偏低，晚期增加。④血片中找到原始和早期幼稚细胞（提示诊断）
	骨髓象	有核细胞，增生明显或轻度活跃（决定性诊断）
	血液生化	血清尿酸浓度增高，尿中尿酸排泄↑
西医治疗	①高白细胞血症紧急处理：当白细胞 > 100×10^9/L，立即采用白细胞分离机。②防治感染。③纠正贫血。④控制出血。⑤防治高尿酸血症肾病	

急性白血病的中医辨证论治

病因病机	证型	证候	治则	方药
①热毒久蕴，精髓被扰。②正气虚衰。③浊邪内结，瘀血内阻	热毒炽盛证	壮热口渴，咽喉肿痛，咳嗽痰黄	清热解毒，凉血止血	黄连解毒汤＋清营汤
	痰热瘀阻证	痰多，心烦口苦，胸部刺痛，渴不欲饮	清热化痰，活血散结	温胆汤＋桃红四物汤
	阴虚火旺证	五心烦热，口苦口干，盗汗，乏力体倦	滋阴降火，凉血解毒	知柏地黄丸＋二至丸
	气阴两虚证	自汗盗汗，气短乏力，面色不华	益气养阴，清热解毒	五阴煎
	湿热内蕴证	有汗热不解，头身困重，关节酸痛	清热解毒，利湿化浊	葛根黄芩黄连汤

考点　慢性粒细胞性白血病

慢性粒细胞性白血病的临床表现、检查、诊断、西医治疗

	慢性期	加速期	急变期
临床表现	①乏力、低热、多汗、体重↓。②脾大。③胸骨中下段压痛。④眼底充血及出血。⑤白细胞淤滞症	①发热、虚弱、进行性体重↓。②脾持续、进行性肿大。③骨骼疼痛。④逐渐出现贫血和出血。⑤原来治疗有效的药物无效	预后极差，数月内卒
检查	①血象示白细胞数明显增多。②骨髓增生明显，以粒细胞为主。③粒细胞出现 Ph 染色体。④尿酸↑，血清乳酸脱氢酶↑。⑤中性粒细胞碱性磷酸酶↓	①血/骨髓原始细胞≥10%。②血嗜酸粒细胞>20%。③血小板进行性减少或增加	①血原粒＋早幼粒>30%。②骨髓中原始细胞/原淋＋幼淋/原单＋幼单>20%，原粒＋早幼粒细胞>50%。③髓外原始细胞浸润
诊断	持续性白细胞数增高，血象、骨髓象改变，脾大，Ph 染色体（＋），BCR－ABL 融合基因（＋）		
西医治疗	①细胞淤滞症紧急处理：兼见急性白血病，需并用羟基脲和别嘌呤醇。②化疗：羟基脲（首选），白消安，高三尖杉酯碱。③其他治疗：干扰素－α、甲磺酸伊马替尼，造血干细胞移植		

慢性粒细胞性白血病的中医辨证论治

证型	证候	治则	方药
阴虚内热证	潮热盗汗，口干口苦，手足心热	活血化瘀	青蒿鳖甲汤
瘀血内阻证	面色晦暗，胸骨按痛，胁下癥块，坚硬刺痛	活血化瘀	膈下逐瘀汤
气血两虚证	头晕眼花，疲乏无力，气短懒言，自汗	补益气血	八珍汤
热毒壅盛证	壮热汗出，胁下癥积，硬痛不移，口渴喜饮	清热解毒，扶正祛邪	清营汤 + 犀角地黄汤

考点　特发性血小板减少性紫癜

特发性血小板减少性紫癜的好发人群、临床表现、检查、西医治疗

分型		急性型	慢性型
好发人群		儿童	成年女性
临床表现		有感染史，出血严重，累及黏膜及内脏	出血较轻，皮肤淤点，月经过多
检查	血小板	WBC 明显↓，$< 20 \times 10^9$/L，生存 1~6h	WBC（30~80）$\times 10^9$/L，生存 1~3 天
	骨髓象	①骨髓巨核细胞正常或增多。②幼稚型巨核细胞比例↑。③体积小。④无血小板形成	①骨髓巨核细胞↑。②颗粒型巨核细胞↑为主。③体积正常。④血小板形成↓

续表

分型	急性型	慢性型
西医治疗	①肾上腺皮质激素泼尼松。②脾脏切除。③免疫抑制剂，长春新碱、环磷酰胺、硫唑嘌呤。④输血及血小板悬液。⑤大剂量免疫球蛋白	

特发性血小板减少性紫癜的中医辨证论治

病位	证型	证候	治则	方药
血、髓；与心、肝、脾、肾关系密切	血热妄行证	紫癜新鲜，融合成片，发热口渴，便秘尿黄	清热凉血	犀角地黄汤
	阴虚火旺证	耳鸣，低热颧红，心烦盗汗，舌红少津	滋阴降火，清热止血	茜根散或玉女煎
	气不摄血证	斑色暗淡，反复发作，过劳加重，神疲气短	益气摄血，健脾养血	归脾汤
	瘀血内阻证	斑色青紫，月经血块，毛发枯黄，面色黧黑	活血化瘀止血	桃红四物汤

第六单元 内分泌与代谢疾病

考点 甲状腺功能亢进症、亚急性甲状腺炎

甲状腺功能亢进症、亚急性甲状腺炎的病因、临床表现、检查、西医治疗

	甲状腺功能亢进症	亚急性甲状腺炎
病因	各种原因导致甲状腺激素分泌过多，引起甲状腺毒症（Graves病）	①病毒感染，柯萨奇病毒最常见。②与 HLA-B35 相关
临床表现	①高代谢综合征。②弥漫性甲状腺肿。③眼征。④胫前黏液性水肿。⑤甲状腺部位听到血管杂音和触到震颤	甲状腺肿大、结节、疼痛、压痛，伴有全身症状
检查	血清 FT_4、FT_3 升高，TSH 下降，TRAb 阳性。可明确诊断甲状腺功能亢进症	①血沉：早期明显增快，可达 100 mm/h 以上。②甲状腺摄碘率和血清 T_3、T_4 呈分离现象
西医治疗	①抗甲状腺药物治疗（硫脲类的甲硫氧嘧啶和丙硫氧嘧啶、咪唑类的甲硫咪唑）。②放射性 ^{131}I 治疗。③手术治疗	①轻症予非甾体消炎药阿司匹林或吲哚美辛。②较重者予泼尼松。③伴一过性甲状腺毒症，予普萘洛尔。④伴一过性甲减，适当补充甲状腺制剂

中西医结合内科学

甲状腺功能亢进症的中医辨证论治

病因病机	证型	证候	治则	方药
气滞痰瘀，日久引起血脉瘀阻，以气、痰、瘀三者合而为患	气滞痰凝证	胸闷，两胁胀满，善太息	疏肝理气，化瘀散结	逍遥散＋二陈汤
	肝火旺盛证	面红目赤，头晕目眩，口苦咽干	清肝泻火，消瘿散结	龙胆泻肝汤
	阴虚火旺证	五心烦热，失眠多梦	滋阴降火，消瘿散结	天王补心丹
	气阴两虚证	神疲乏力，气短汗多	益气养阴，消瘿散结	生脉散

亚急性甲状腺炎的中医辨证论治

证型	治则	方药
肝胆郁热证	清肝泻胆，消肿止痛	龙胆泻肝汤
阴虚火旺证	滋阴清热，软坚散结	清骨散
痰瘀互结证	理气活血，化痰消瘿	海藻玉壶汤
脾阳不振证	温阳健脾，化气行水	实脾饮

考点 糖尿病

糖尿病的临床表现、并发症、诊断、西医治疗

<table>
<tr><td colspan="2">临床表现</td><td colspan="2">①代谢紊乱症状群（三多一少）。②反应性低血糖及昏迷。③急慢性并发症或伴发病</td></tr>
<tr><td rowspan="5">并发症</td><td colspan="2">急性</td><td>①糖尿病酮症酸中毒（高血糖、高酮血症、代谢性酸中毒）。②高渗性非酮症糖尿病昏迷（严重脱水和进行性意识障碍）</td></tr>
<tr><td rowspan="3">慢性</td><td>大血管病变</td><td>糖尿病性心脏病，糖尿病性脑血管病，糖尿病下肢动脉硬化闭塞症</td></tr>
<tr><td>微血管病变</td><td>糖尿病肾病，糖尿病性视网膜病变，糖尿病心肌病</td></tr>
<tr><td>神经病变</td><td>周围神经病变，动眼神经，展神经麻痹，自主神经病变，糖尿病足</td></tr>
<tr><td colspan="2">诊断</td><td colspan="2">①尿糖测定。②空腹血糖≥7.0 mmol/L。③口服葡萄糖耐量试验（OGTT）≥11.1 mmol/L。④糖化血红蛋白 HbA1c≥6.5%。⑤有高血糖的典型症状，随机血糖≥11.1 mmol/L</td></tr>
<tr><td rowspan="4">西医治疗</td><td colspan="2">糖尿病教育</td><td>饮食、运动治疗</td></tr>
<tr><td colspan="2">口服降糖药</td><td>①胰岛素促泌剂：磺脲类（如格列苯脲）、非磺脲类（如瑞格列奈）。②胰岛素增敏剂：噻唑烷二酮类（如罗格列酮）。③双胍类：二甲双胍。④α－葡萄糖甘酶抑制药：阿卡波糖（拜糖平）</td></tr>
<tr><td colspan="2">胰岛素</td><td>优泌林、诺和灵</td></tr>
</table>

中西医结合内科学

糖尿病的中医辨证论治

病机	证型		治则	方药
阴津亏损,燥热偏盛	阴虚燥热证	上消（肺热伤津证）	清热润肺，生津止渴	消渴方
		中消（胃热炽盛证）	清胃泻火，养阴增液	玉女煎
		下消（肾阴亏虚证）	滋阴固肾	六味地黄丸
	气阴两虚证		益气健脾，生津止渴	七味白术散
	阴阳两虚证		滋阴温阳，补肾固涩	金匮肾气丸
	痰瘀互结证		活血化瘀祛痰	平胃散＋桃红四物汤
	脉络瘀阻证		活血通络	血府逐瘀汤

考点 电解质代谢失调

分类		临床表现	治疗
低钠血症（＜135 mmol/L）	缺钠性低钠血症	①神经系统：精神疲乏，精神错乱，谵语。②泌尿系统：尿少。③心血管系统：心动过速，血压↓，休克	参考低渗性失水和水过多
	稀释性低钠血症		
	消耗性低钠血症		

	分类	临床表现	治疗
高钠血症（> 150 mmol/L）	浓缩性高钠血症	①脑细胞脱水症状。②精神神经症状。③较轻	参考高渗性失水
	潴钠性高钠血症		限制钠盐摄入
	特发性高钠血症		氢氯噻嗪
低钾血症（< 3.5mmol/L）	缺钾性低钾血症	神经–肌肉症状，消化系统症状，中枢神经症状，循环系统症状，泌尿系统症状	补钾
	转移性低钾血症	发作性软瘫	
	释放性低钾血症	因原发症状突出而掩盖了低钾血症表现	
高钾血症（> 5.5 mmol/L）	钾过多性高钾血症	常掩盖在复杂的原发病之中，主要临床表现是对心肌的抑制作用，各种心律失常	①保护心脏：乳酸钠溶液。②促进排钾
	转移性高钾血症		
	浓缩性高钾血症		

中西医结合内科学

第七单元　风湿性疾病

考点　类风湿关节炎

类风湿关节炎的临床表现、检查、诊断

临床表现	关节		①晨僵。②疼痛、压痛。③肿胀。④畸形。⑤关节功能障碍
	关节外		①类风湿结节。②类风湿血管炎。③肺（咳嗽气短）。④心脏（心包炎）
检查	血象		轻度至中度贫血
	炎性标志物		血沉和 C 反应蛋白↑
	免疫学检查		类风湿因子（＋）
	X 线检查	早期	关节周围软组织肿胀→关节部位骨质疏松→关节腔隙缩小和骨质侵蚀
		晚期	关节半脱位或骨性强直
诊断（具备 4 项可确诊）			①晨僵至少 1 小时（≥6 周）。②3 个/3 个以上关节肿（≥6 周）。③腕、掌指关节或近端指间关节肿（＞6 周）。④对称关节肿（＞6 周）。⑤类风湿皮下结节。⑥手和腕关节的 X 线片有关节端骨质疏松和骨质间隙狭窄。⑦类风湿因子（＋）（滴度正常的阳性率＜5%）

类风湿关节炎的中医辨证论治

病机	分期	证型	治则	方药
正气不足，风寒湿邪侵袭关节，气滞血瘀，痰瘀互结，关节肿痛，僵硬变形	活动期	湿热痹阻证	清热利湿，祛风通络	四妙丸
		阴虚内热证	养阴清热，祛风通络	丁氏清络饮
		寒热错杂证	祛风散寒，清热化湿	桂枝芍药知母汤
	缓解期	痰瘀互结，经脉痹阻证	活血化瘀，祛痰通络	身痛逐瘀汤＋茯苓丸
		肝肾亏损，邪痹筋骨证	益肝肾，补气血，祛风湿，通经络	独活寄生汤

考点　系统性红斑狼疮

系统性红斑狼疮的特点、临床表现、西医治疗

特点	90%以上见于女性；25%为肾脏首发
临床表现	①活动期患者常伴有发热（长期低中度热多见，合并感染时可见持续高热）。②对称性多关节疼痛、肿胀，不伴骨质破坏；肌痛，肌无力。③鼻梁和双颧颊部蝶形红斑；口、鼻黏膜溃疡。④狼疮肾炎（SLE 为最常见的严重表现），无症状性蛋白尿和（或）血尿，高血压，晚期尿毒症。⑤心包炎，心肌炎，心律失常，心功能不全。⑥狼疮肺炎，肺间质性病变

续表

西医治疗	轻型 SLE	及早服用小剂量糖皮质激素
	重型 SLE	①糖皮质激素泼尼松或泼尼松龙，未见效及早加用细胞毒药物。②免疫抑制剂环磷酰胺或硫唑嘌呤
	狼疮危象	大剂量泼尼松龙冲击治疗
	妊娠生育	病情稳定 1 年以上、细胞毒免疫抑制剂停用半年以上、泼尼松维持量 < 10 mg/d，可妊娠。有习惯性流产史者，加服低剂量阿司匹林 50 ~ 100 mg/d

系统性红斑狼疮的中医辨证论治

病机	证型	治则	方药
真阴不足，热毒内盛，瘀阻脉络，内侵脏腑，病位在经络、血脉，与心、脾、肾相关	气营热盛证	清热解毒，凉血化斑	清瘟败毒饮
	阴虚内热证	养阴清热	玉女煎 + 增液汤
	热郁积饮证	清热蠲饮	葶苈大枣泻肺汤 + 泻白散
	瘀热痹阻证	清热凉血，活血散瘀	犀角地黄汤
	脾肾两虚证	滋肾填津，健脾利水	济生肾气丸
	气血两亏证	益气养血	八珍汤
	脑虚瘀热证	清心开窍	清宫汤送服或鼻饲安宫牛黄丸或至宝丹
	瘀热伤肝证	疏肝清热，凉血活血	茵陈蒿汤 + 柴胡疏肝散

第八单元　神经系统疾病

考点　癫痫

　　　　癫痫的临床表现、检查、西医治疗

临床表现	全面性强直–阵挛发作（大发作）	意识丧失和全身对称性抽搐
	失神发作（小发作）	儿童多见，短暂意识障碍
	单纯部分性发作（局限性癫痫）	意识清醒，分为局限性运性发作和局限性感觉性发作
	复杂部分性发作（颞叶癫痫）	意识障碍，精神症状
检查	脑电图	棘波、尖波、棘–慢复合波
	影像学	磁共振波谱能较好地诊断癫痫
西医治疗	①全面性发作——丙戊酸钠。②部分性发作——卡马西平。③癫痫持续状态——地西泮	

癫痫的中医辨证论治

病因病机	证型	证候	治则	方药
脏腑功能失调、风痰瘀血、蒙蔽清窍、扰乱神明	风痰闭阻证	胸闷痰多，发作呈多样性，苔白腻	涤痰息风，开窍定痫	定痫丸
	痰火扰神证	急躁易怒，心烦失眠，咳痰不爽，咽干	清热泻火，化痰开窍	龙胆泻肝汤 + 涤痰汤
	瘀阻脑络证	头痛固定，单侧肢体抽搐，口唇青紫	活血化瘀，息风通络	通窍活血汤
	心脾两虚证	神疲乏力，气短多梦，面色苍白，便溏	补益气血，健脾宁心	六君子汤 + 归脾汤
	心肾亏虚证	心悸失眠，两目干涩，耳轮焦枯，腰酸	补益心肾，潜阳安神	左归丸 + 天王补心丹

考点 脑血管疾病

缺血性脑血管疾病

病名	短暂性脑缺血发作	脑血栓形成	脑栓塞	腔隙性梗死
病因	微栓子	动脉粥样硬化斑块	栓子	高血压，脑深穿动脉闭塞
临床表现	病侧单眼一过性黑矇、Horner 征 ①跌倒发作。 ②短暂全面性遗忘症。 ③双眼视力障碍发作。 ④短暂持续，24 h 内反复发作	①大脑中动脉主干闭塞。 ②"三偏征"。 ③交叉瘫。 ④小脑梗死	①意识障碍。 ②局限性神经缺失症状。 ③原发疾病表现	①纯运动性轻偏瘫。 ②纯感觉性卒中。 ③共济失调性轻偏瘫。 ④构音障碍–手笨拙综合征。 ⑤感觉运动性卒中。 ⑥腔隙状态
CT 检查	大多正常	闭塞血管供血区低密度梗死灶	两侧多发性楔形梗死灶	楔形腔隙性阴影
西医治疗	抗血小板聚集（阿司匹林）、扩血管、脑保护			
	抗凝（肝素、华法林）			止血凝血（6–氨基己酸）补钠补钾
		溶栓治疗（尿激酶）		
		降纤（降纤酶）		

出血性脑血管疾病

病名		脑出血	蛛网膜下腔出血
病因		高血压合并小动脉硬化	先天性动脉瘤破裂
临床表现		头痛呕吐、意识障碍、脑膜刺激征（＋）	
		"三偏"征	局限性或全身性抽搐，眼底玻璃体膜下出血
检查		CT示高密度影	
西医治疗	降纤	6－氨基己酸、血芳酸或止血环酸	
	脱水	甘露醇、呋塞米、甘油、白蛋白	
	水电解质	补液、补钠、补钾	

短暂性脑缺血发作的中医辨证论治

证型	证候	治则	方药
肝肾阴虚，风阳上扰证	目胀耳鸣，烦热多梦，舌红少苔	育阴潜阳，镇肝息风	镇肝熄风汤
气虚血瘀，脉络瘀阻证	口角流涎，舌暗有瘀点	补气养血，活血通络	补阳还五汤
痰瘀互结，阻滞脉络证	头重如蒙，胸脘痞闷，舌腻苔滑数	豁痰化瘀，通经活络	黄连温胆汤＋桃红四物汤

脑血栓形成、脑栓塞、腔隙性梗死、脑出血、蛛网膜下腔出血的中医辨证论治

证型	证候	治则	方药
肝阳暴亢，风火上扰证	头晕头痛，耳鸣目眩，手足重滞	平肝潜阳，活血通络	天麻钩藤饮
风痰瘀血，痹阻脉络证	肌肤不仁，口角流涎，手足拘挛，关节酸痛	祛风化痰通络	真方白丸子
痰热腑实，风痰上扰证	口黏痰多，腹胀便秘，偏身麻木	通腹泄热，化瘀通络	星蒌承气汤
气虚血瘀证	软弱无力，形体肥胖，气短声低，面色萎黄	益气化瘀	补阳还五汤
阴虚风动证	烦躁失眠，眩晕耳鸣，手足心热	育阴潜阳	镇肝熄风汤
脉络空虚，风邪入中证	恶寒发热，肌体拘急，关节酸痛	祛风通络	大秦艽汤
痰热内闭清窍证	口噤目张，气粗息高，两手卧固，躁扰不宁	醒神开窍	至宝丹
痰湿壅闭心神证	牙关紧闭，口噤不开，痰涎壅盛，静而不烦	辛温开窍，豁痰息风	苏合香丸 + 涤痰汤
元气败脱，心神涣散证	目合口开，鼻鼾息微，手撒肢冷，汗多不止，二便自遗，肢体软瘫	益气回阳，救阴固脱	大剂参附汤 + 生脉散

第九单元 理化因素所致疾病

考点 急性中毒总论

急性中毒的发病机制、临床表现、西医治疗

发病机制		①一氧化碳，可严重影响血红蛋白结合并输送氧的功能。②硫化氢，可与细胞色素氧化酶的三价铁结合，导致缺氧。③亚硝酸盐，使血红蛋白氧化成高铁血红蛋白，导致缺氧
临床表现	皮肤黏膜	皮肤及口腔黏膜灼伤
	眼征	瞳孔扩大——阿托品；瞳孔缩小——有机磷中毒
	神经系统	昏迷谵妄，惊厥瘫痪
	呼吸系统	①呼吸特殊气味（如蒜味——有机磷中毒；苦杏仁味——氰化物）。②呼吸加快或减慢
	循环系统	①心律失常。②心搏骤停。③休克
	泌尿系统	①肾小管堵塞。②肾缺血。③肾小管坏死
	血液系统	①溶血性贫血。②出血
西医治疗		治疗原则：除毒、解毒和对症三步急救

考点　急性一氧化碳中毒

病因	一氧化碳与血红蛋白的亲和力高于氧与血红蛋白的亲和力，当空气中混有多量的一氧化碳（>30mg/m³）即可让一氧化碳与血红蛋白结合引起缺氧中毒	
临床表现	急性中毒	轻度：COHb 浓度达 20%～30%，头痛，头晕，乏力，恶心呕吐
		中度：COHb 浓度达 30%～40%，意识障碍，皮肤口唇黏膜呈樱桃红色
		重度：COHb 浓度达 >50%，昏迷，各种反射消失
	急性 CO 中毒迟发脑病	"假愈期"：2～60 天，表现有精神意识障碍，锥体外系神经障碍，锥体系神经损害，大脑皮质局灶性，周围神经炎
诊断	①有 CO 接触史。②皮肤黏膜呈樱桃红色。③血 COHb 测定有确诊价值（停止接触 CO 超过 8h 多降至正常。④除外其他引起昏迷的疾病。⑤迟发脑病	
西医治疗	纠正缺氧	迅速将病人转移到空气新鲜的地方，卧床休息，给氧
	防治脑水肿	20% 甘露醇、呋塞米、肾上腺皮质激素
	促进脑细胞恢复	ATP、辅酶 A、细胞色素 C、大剂量维生素 C、胞磷胆碱
	对症治疗	昏迷期间加强护理，保持呼吸道通畅，必要时进行气管切开
	迟发脑病治疗	高压氧、糖皮质激素、血管扩张剂、神经细胞营养药

考点　有机磷杀虫药中毒

临床表现	胆碱能兴奋/危象	①毒蕈碱样症状（M样症状）——流涎，多汗，瞳孔缩小
		②烟碱样症状（N样症状）——肌纤维颤动，全身紧缩或压迫感
		③中枢神经系统症状——头晕头痛，意识障碍
检查		全血胆碱酯酶活力测定：70%～50%为轻度中毒；50%～30%为中度中毒；30%以下为重度中毒
西医治疗		①胆碱酯酶复能药：碘解磷定、氯解磷定、双复磷和双解磷。②胆碱受体阻断药阿托品：对毒蕈碱样症状和对抗呼吸中枢抑制有效

第十单元　内科常见危重症

考点　休克

休克的临床表现、诊断、西医治疗

临床表现	多脏器功能不全综合征，意识模糊，心率增快，呼吸窘迫，急性肾衰
诊断（符合①、②、③、④中的两项，或⑤、⑥、⑦中的一项者）	①有发生休克的病因。②意识异常。③脉搏细速，超过 100 次/分或不能触及。④四肢湿冷，胸骨部皮肤指压痕（＋），皮肤花纹、黏膜苍白或发绀，尿量＜30 mL/h。⑤收缩压＜80mmHg。⑥脉压＜20mmHg。⑦有高血压者收缩压较原有水平下降＞30%
西医治疗	①液体复苏是各类休克的基本治疗（心源性休克慎用）；补液初期补液量大、快速。②血管活性药物：多巴胺，去甲肾上腺素，肾上腺素。③抗胆碱能药物：阿托品和戊乙奎醚。④糖皮质激素

休克的中医辨证论治

证型	治则	方药
气阴耗伤证	益气固脱，敛阴生脉	生脉散
真阴衰竭证	育阴潜阳，复脉救逆	三甲复脉汤
阳气暴脱证	回阳救逆	四逆汤
热毒炽盛证	清里泄热解毒	黄连解毒汤
气滞血瘀证	理气开闭，活血通脉	四逆散 + 血府逐瘀汤
心气不足证	补养心气	炙甘草汤

考点　中暑

热射病、热痉挛、热衰竭的病因、分类、发病机制、好发人群、临床表现、西医治疗

病名	热射病		热痉挛	热衰竭
病因	高温		失水、失盐	周围循环不足
分类	非劳力性	劳力性		
发病机制	体温调节机制衰竭	产热＞散热	肌肉痉挛	虚脱或短暂晕厥
好发人群	小孩、老人、有基础病者	年轻人	高温下强体力劳动	未适应高温作业的体弱者

		高热、无汗、昏迷、休克	突然阵发性四肢、腹壁肌肉、肠平滑肌痉挛	无高热；头痛头晕，恶心，口渴胸闷，冷汗淋漓，脉弱
临床表现		高热、无汗、昏迷、休克	突然阵发性四肢、腹壁肌肉、肠平滑肌痉挛	无高热；头痛头晕，恶心，口渴胸闷，冷汗淋漓，脉弱
西医治疗	物理降温 0.2 ℃/min，每 15 分钟测 1 次，肛温降至 38 ℃时停止		静注 10% 葡萄糖酸钙 10 mL + 维生素 C 0.5 g	轻者口服 0.1% 等渗 NaCl；重者静滴 5% 葡萄糖氯化钠

第十一单元　肺系病证

考点　感冒

感冒的辨证论治

	病证	证候	治则	方药
常人感冒	风寒束表证	恶寒重，发热轻，无汗头痛	辛温解表	荆防达表汤（轻症），荆防败毒散（重症）
	风热犯表证	恶寒轻，发热著，流黄浊涕	辛凉解表	葱豉桔梗汤或银翘散
	暑湿伤表证	心烦口渴，渴不多饮	清暑祛湿解表	新加香薷饮

中西医结合内科学

续表

病证		证候	治则	方药
虚体感冒	气虚感冒证	咳痰无力，神疲体倦	益气解表	参苏饮
	阴虚感冒证	口干咽痛，舌红少苔，脉细数	滋阴解表	加减葳蕤汤

普通感冒与时行感冒的鉴别

	普通感冒	时行感冒
鉴别点	①气候变化时发病率升高。②无明显流行特点。③感冒1周以上，发热加重，考虑继发他病	①病情重，发病急，全身症状显著。②广泛的传染性、流行性。③传变，化热入里，继发或合并他病

考点　喘证

证型		证候	治则	方药
实喘	风寒壅肺证	喘逆胸胀	痰带泡沫，恶寒发热无汗	宣肺散寒	麻黄汤＋华盖散
	表寒肺热证		息粗鼻扇，形寒身热	解表清理，化痰平喘	麻杏甘石汤
	痰热郁肺证		身热有汗，渴喜冷饮	清热化痰，宣肺平喘	桑白皮汤
	痰浊阻肺证		咳吐不利，口黏不渴	祛痰降逆，宣肺平喘	二陈汤＋三子养亲汤
	肺气郁痹证		情志刺激，息粗气憋，咽中如窒	开郁降气平喘	五磨饮子

	证型	证候	治则	方药
虚喘	肺气虚耗证	气怯声低，咳声低弱，自汗畏风	补肺益气养阴	生脉散＋补肺汤
	肾虚不纳证	呼多吸少，气不得续，汗出肢冷	补肾纳气	金匮肾气丸＋参蛤散
	正虚喘脱证	张口抬肩，端坐不能平卧，咳喘欲绝	扶阳固脱，震摄肾气	参附汤送服黑锡丹，配合蛤蚧粉

第十二单元　心系病证

考点　不寐

证型	证候	治则	方药
肝火扰心证	急躁易怒，头晕头胀，目赤耳鸣，口干而苦	疏肝泻火，镇心安神	龙胆泻肝汤
痰热扰心证	胸闷脘痞，泛恶嗳气，口苦，头重，目眩	清化痰热，和中安神	黄连温胆汤
心脾两虚证	多梦易醒，心悸健忘，神疲食少，腹胀便溏	补益心脾，养血安神	归脾汤
心肾不交证	头晕耳鸣，腰膝酸软，潮热盗汗，五心烦热	滋阴降火，交通心肾	六味地黄丸＋交泰丸

续表

证型	证候	治则	方药
心胆气虚证	触事易惊，终日惕惕，胆怯心悸	益气镇惊，安神定志	安神定志丸 + 酸枣仁汤

考点 厥证

病证		病因	证候		治则	方药
气厥	实证	情绪异常	突然昏倒，不知人事	呼吸气粗，口噤握拳	开窍，顺气，解郁	通关散 + 五磨饮子
	虚证	紧张恐惧		呼吸微弱，汗出肢冷	补气，回阳，醒神	生脉注射液、参附注射液、四味回阳饮
血厥	实证	急躁恼怒		牙关紧闭，面赤唇紫	平肝潜阳，理气通瘀	羚角钩藤汤、通瘀煎
	虚证	失血过多		面色苍白，口唇无华，四肢震颤，目陷口张	补养气血	急用独参汤灌服，继服人参养营汤
痰厥		咳喘宿痰		喉有痰声，呕吐涎沫	行气豁痰	导痰汤

第十三单元　脾胃病证

考点　痞满

证型	证候	治则	方药
饮食内停证	进食尤甚，嗳腐吞酸	消食和胃，行气消痞	保和丸
痰饮中阻证	头晕目眩，身重困倦，呕恶纳呆	除湿化痰，理气和中	二陈平胃汤
湿热阻胃证	恶心呕吐，口干不欲饮，口苦	清热化湿，和胃消痞	连朴饮
肝胃不和证	心烦易怒，善太息，呕恶嗳气	疏肝解郁，和胃消痞	柴胡疏肝散
脾胃虚弱证	喜温喜按，纳呆便溏，神疲乏力	补气健脾，升清降浊	补中益气汤
胃阴不足证	嘈杂，饥不欲食	养阴益胃，调中消痞	益胃汤

考点　腹痛

证型	证候	治则	方药
寒邪内阻证	腹痛急起，剧烈拘急，得温痛减，遇寒痛甚	温里散寒，理气止痛	良附丸＋正气天香散

续表

证型		证候	治则	方药
湿热壅滞证	胀痛	烦渴引饮	泄热通腑，行气导滞	大承气汤
饮食积滞证	拒按	嗳腐吞酸，痛而欲泻，泻后痛减	消食导滞，理气止痛	枳实导滞丸
肝郁气滞证		攻窜两胁，嗳气、矢气则舒，情志变化加剧	疏肝解郁，理气止痛	柴胡疏肝散
瘀血内停证		痛如针刺，经久不愈，舌质紫暗	活血化瘀，和络止痛	少腹逐瘀汤
中脏虚寒证		腹痛绵绵，喜热喜按，气短懒言，形寒肢冷	温中补虚，缓急止痛	小建中汤

考点　泄泻

证型		证候	治则	方药
寒湿内盛证	腹痛肠鸣	泄泻清稀，甚如水样	芳香化湿，解表散寒	藿香正气散
湿热伤中证		泻下急迫，粪色黄褐	清热燥湿，分利止泻	葛根黄芩黄连汤
食滞肠胃证		臭如败卵，泻后痛减	消食导滞，和中止泻	保和丸
肝气乘脾证		攻窜作痛，矢气频作，情志诱发	抑肝扶脾	痛泻要方
脾胃虚弱证		时溏时泄，稍进油腻则大便次数增多	健脾益胃，化湿止泻	参苓白术散
肾阳虚衰证		黎明前脐腹作痛，肠鸣即泄，完谷不化	温肾健脾，固涩止泻	四神丸

考点 便秘

证型	证候	治则	方药
热秘	口干口臭，面红心烦	泄热导滞，润肠通便	麻子仁丸
气秘	便而不爽，肠鸣矢气，嗳气食少	顺气导滞	六磨汤
冷秘	胁下偏痛，手足不温，呃逆呕吐	温里散寒，通便止痛	温脾汤
气虚秘	汗出短气，便后乏力，面白神疲	益气润肠	黄芪汤
阴虚秘	如羊屎状，形体消瘦，颧红盗汗	滋阴通便	增液汤
阳虚秘	面色㿠白，四肢不温，喜热畏冷	温阳通便	济川煎

第十四单元 肝胆病证

考点 胁痛

证型	证候	治则	方药
肝郁气滞证	走窜不定，疼痛因情志而增减，嗳气频作	疏肝理气	柴胡疏肝散
肝胆湿热证	胀痛或灼热疼痛，身目发黄	清热利湿	龙胆泻肝汤
瘀血阻络证	痛有定处，痛处拒按，入夜痛甚	祛瘀通络	血府逐瘀汤或复元活血汤
肝络失养证	胁肋隐痛，悠悠不休，遇劳加重	养阴柔肝	一贯煎

考点 积聚

病证		证候		治则	方药
聚证	肝气郁结证	聚散无常	攻窜胀痛，时聚时散	疏肝解郁，行气散结	逍遥散、木香顺气散
	食滞痰阻证		条索状物聚起	理气化痰，导滞通便	六磨汤
积证	气滞血阻证	积块固定	质软不坚，胀痛不适	理气消积，活血散瘀	柴胡疏肝散＋失笑散
	瘀血内结证		形瘦纳少，面暗舌紫	祛瘀软坚，佐以扶正健脾	膈下逐瘀汤＋六君子汤
	正虚瘀结证		久病体弱，饮食大减	补益气血，活血化瘀	八珍汤＋化积丸

考点 鼓胀

鼓胀的中医辨证论治

证型		证候		治则	方药
气滞湿阻证	腹大胀满	按之不坚，食后胀甚，嗳气稍减		疏肝理气，运脾利湿	柴胡疏肝散＋胃苓汤
水湿困脾证		如囊裹水，下肢浮肿，怯寒懒动		温中健脾，行气利水	实脾饮
水热蕴结证		烦热口苦，渴不欲饮，身目发黄		清热利湿，攻下逐水	中满分消丸＋茵陈蒿汤
瘀结水留证		青筋显露，痛如针刺，面色晦暗		活血化瘀，行气利水	调营饮
阳虚水盛证		形似蛙腹，朝缓暮急，肢冷浮肿		温补脾肾，化气利水	附子理苓汤、济生肾气丸
阴虚水停证		口干而燥，心烦失眠，齿鼻衄血		滋肾柔肝，养阴利水	六味地黄丸＋一贯煎

鼓胀与水肿的鉴别

	鼓胀	水肿
病位	肝、脾、肾	肺、脾、肾
病机	气、血、水互结于腹中	水湿泛溢肌肤
主症	腹部胀大为主，四肢肿不明显	眼睑浮肿→头面及肢体或下肢先肿→全身
兼症	晚期肢体浮肿，面色青晦，面颈部有血痣赤缕，胁下癥积坚硬，腹皮青筋显露	面色㿠白，腰酸怠倦

考点 眩晕

证型	证候	治则	方药
肝阳上亢证	头胀耳鸣，急躁易怒	平肝潜阳，清火息风	天麻钩藤饮
气血亏虚证	神疲乏力，唇甲不华	补养气血，调养心脾	归脾汤（偏血虚）；补中益气汤（偏气虚）
肾精不足证	腰酸膝软，颧红咽干，形寒肢冷	滋养肝肾，益精填髓	左归丸
痰浊中阻证	头重如蒙，胸闷恶心，食少寐多	化痰祛湿，健脾和胃	半夏白术天麻汤

第十五单元　肾系病证

考点　水肿

分类	证型	证候		治则	方药
阳水	风水相搏证	来势迅速，恶寒发热，肢节酸楚，小便不利		疏风清热，宣肺行水	越婢加术汤
	湿毒浸淫证	身发疮痍溃烂，延及全身		宣肺解毒，利湿消肿	麻黄连翘赤小豆汤＋五味消毒饮
	水湿浸渍证	全身水肿，下肢明显，按之没指		运脾化湿，通阳利水	五皮饮＋胃苓汤
	湿热壅盛证	皮肤绷紧光亮，胸脘痞闷，烦热口渴		分利湿热	疏凿饮子
阴水	脾阳虚衰证	水肿日久	脘腹胀闷，纳减便溏	温运脾阳，以利水湿	实脾饮
	肾阳衰微证		腰酸冷痛，四肢厥冷，怯寒神倦	温肾助阳，化气行水	济生肾气丸＋真武汤
	瘀水互结证		肿势不一，皮肤瘀斑，腰部刺痛	活血祛瘀，化气行水	桃红四物汤＋五苓散

第十六单元 气血津液病证

考点 郁证

证型	证候			治则	方药
肝气郁结证	胁肋胀满情绪不宁	精神抑郁	痛无定处，脘闷嗳气	疏肝解郁，理气畅中	柴胡疏肝散
痰气郁结证			咽中如有物梗塞，吞之不下，咳之不出，"梅核气"	行气开郁，化痰散结	半夏厚朴汤
气郁化火证			性情急躁易怒，口苦而干	疏肝解郁，清肝泻火	加味逍遥散
心神失养证			多疑易惊，悲忧善哭，喜怒无常，"脏躁"	甘润缓急，养心安神	甘麦大枣汤
心脾两虚证			多思善疑，头晕神疲，心悸胆怯	健脾养心，补益气血	归脾汤
心肾阴虚证			五心烦热，盗汗咽干	滋养心肾	天王补心丹＋六味地黄丸

考点 血证

鼻衄、齿衄的辨证论治

病证		证候	治则	方药
鼻衄	热邪犯肺证	鼻燥衄血，口干咽燥	清泄肺热，凉血止血	桑菊饮
	胃热炽盛证	血色鲜红，口干臭秽	清胃泻火，凉血止血	玉女煎
	肝火上炎证	头痛目眩，烦躁易怒	清肝泻火，凉血止血	龙胆泻肝汤
	气血亏虚证	神疲乏力，面色㿠白	补气摄血	归脾汤
齿衄	胃火炽盛证	血色鲜红，齿龈红肿疼痛，口臭	清胃泻火，凉血止血	加味清胃散 + 泻心汤
	阴虚火旺证	血色淡红，齿摇不坚	滋阴降火，凉血止血	六味地黄丸 + 茜根散

咳血、吐血、便血、尿血的辨证论治

病证		证候		治则	方药
咳血	燥热伤肺证	痰中带血	喉痒咳嗽，口干鼻燥	清热润肺，宁络止血	桑杏汤
	肝火犯肺证		咳嗽阵作，烦躁易怒	清肝泻肺，凉血止血	泻白散 + 黛蛤散
	阴虚肺热证		咳嗽痰少，潮热盗汗	滋阴润肺，宁络止血	百合固金汤
吐血	胃热壅盛证	夹食物残渣，口臭便秘		清胃泻火，化瘀止血	泻心汤 + 十灰散
	肝火犯胃证	口苦胁痛，心烦易怒		泻肝清胃，凉血止血	龙胆泻肝汤
	气虚血溢证	缠绵不止，时轻时重		健脾益气摄血	归脾汤

病证		证候		治则	方药
便血	肠道湿热证	血红黏稠，口苦		清化湿热，凉血止血	地榆散＋槐角丸
	气虚不摄证	食少体倦，面色萎黄		益气摄血	归脾汤
	脾胃虚寒证	血色紫暗，腹痛隐隐，喜热饮		健脾温中，养血止血	黄土汤
尿血	下焦湿热证	黄赤灼热，心烦口渴，面赤口疮		清热泻火，凉血止血	小蓟饮子
	肾虚火旺证	颧红潮热，腰膝酸软		滋阴降火，凉血止血	知柏地黄丸
	脾不统血证	久病尿血	体倦乏力，气短声低	补中健脾，益气摄血	归脾汤
	肾气不固证		头晕耳鸣，精神困惫	补益肾气，固摄止血	无比山药丸

紫斑（肌衄）的辨证论治

病证		证候		治则	方药
紫斑	血热妄行证	皮肤青紫斑点	发热，口渴，便秘	清热解毒，凉血止血	十灰散
	阴虚火旺证		手足心热，潮热盗汗	滋阴降火，宁络止血	茜根散
	气不摄血证		久病不愈，神疲乏力	补气摄血	归脾汤

中西医结合内科学

考点 痰饮

病证			证候	治则	方药
痰饮（饮停胃肠）	脾阳虚弱证	水声	胃中振水声，泛吐清水痰涎	温脾化饮	苓桂术甘汤 + 小半夏加茯苓汤
	饮留胃肠证		水走肠间，沥沥有声	攻下逐饮	甘遂半夏汤或己椒苈黄丸
溢饮（饮溢四肢）			身体沉痛，肢体浮肿	发表化饮	小青龙汤
支饮（饮停胸肺）	寒饮伏肺证	咳喘	痰吐白沫量多，天冷受寒加重	宣肺化饮	小青龙汤
	脾肾阳虚证		心悸气短，咳而气怯，怯寒肢冷	温脾补肾以化水饮	金匮肾气丸 + 苓桂术甘汤
悬饮（饮流胁下）	邪犯胸肺证		寒热往来，胸胁刺痛，心下痞硬	和解宣利	柴枳半夏汤
	饮停胸胁证		咳唾引痛，肋间饱满，不能平卧	泻肺祛饮	椒目瓜蒌汤 + 十枣汤或控涎丹
	络气不和证		如灼如刺，闷咳不舒，阴雨更甚	理气和络	香附旋覆花汤
	阴虚内热证		咳呛时作，少量黏痰，午后潮热	滋阴清热	沙参麦冬汤 + 泻白散

考点　自汗、盗汗

证型	证候	治则	方药
肺卫不固证	汗出恶风，稍劳汗出，体倦乏力，周身酸楚	益气固表	桂枝加黄芪汤或玉屏风散
心血不足证	心悸少寐，神疲气短，面色不华	养血补心	归脾汤
阴虚火旺证	夜寐盗汗，五心烦热，午后潮热，两颧色红	滋阴降火	当归六黄汤
邪热郁蒸证	蒸蒸汗出，汗液易使衣服黄染，面赤烘热	清肝泄热，化湿和营	龙胆泻肝汤

考点　内伤发热

证型	证候	治则	方药
阴虚发热证	午后潮热，夜间发热，不欲近衣，手足心热	滋阴清热	清骨散
血虚发热证	头晕眼花，心悸不宁，面白少华，唇甲色淡	益气养血	归脾汤
气虚发热证	劳累后低热，倦怠乏力，气短懒言，自汗	益气健脾，甘温除热	补中益气汤
阳虚发热证	形寒怯冷，头晕嗜卧，腰膝酸软，面色㿠白	温补阳气，引气归元	金匮肾气丸
气郁发热证	随情绪波动而起伏，精神抑郁，胁肋胀满，烦躁易怒，口干而苦	疏肝理气，解郁泄热	加味逍遥散

续表

证型	证候	治则	方药
痰湿郁热证	心内烦热，胸闷脘痞，不思饮食，渴不欲饮	燥湿化痰，清热和中	黄连温胆汤＋中和汤
血瘀发热证	夜晚发热，自觉身体某些部位发热，痛处固定，舌青紫有瘀斑	活血化瘀	血府逐瘀汤

考点　虚劳

证型		证候	治则	方药
气虚证	肺气虚证	咳嗽无力，平素易于感冒	补益肺气	补肺汤
	心气虚证	心悸，神疲体倦	益气养心	七福饮
	脾气虚证	饮食减少，食后胃脘不舒，倦怠乏力	健脾益气	加味四君子汤
	肾气虚证	神疲乏力，腰膝酸软	益气补肾	大补元煎
血虚证	心血虚证	心悸怔忡，面色不华	养血宁心	养心汤
	肝血虚证	胁痛，肢体麻木，筋脉拘急	补血养肝	四物汤

证型		证候	治则	方药
阴虚证	肺阴虚证	干咳，咯血，潮热，盗汗	养阴润肺	沙参麦冬汤
	心阴虚证	心悸，潮热，盗汗	滋阴养心	天王补心丹
	脾胃阴虚证	口干唇燥，不思饮食，面色潮红	养阴和胃	益胃汤
	肝阴虚证	头痛，眩晕，急躁易怒	滋养肝阴	补肝汤
	肾阴虚证	腰酸，遗精	滋补肾阴	左归丸
阳虚证	心阳虚证	心悸，形寒肢冷	益气温阳	保元汤
	脾阳虚证	食少，形寒，受寒或饮食不慎加剧	温中健脾	附子理中汤
	肾阳虚证	腰背酸痛，畏寒肢冷	温补肾阳	右归丸

中西医结合内科学

第十七单元　肢体经络病证

考点　痿证

证型	证候		治则	方药
肺热津伤，筋失濡润证	关节无痛，无力运动	病起发热，皮肤干燥，心烦口渴	清热润燥，养阴生津	清燥救肺汤
湿热浸淫，气血不运证		肢体困重，扪及微热，胸脘痞闷	清热利湿，通利经脉	加味二妙散
脾胃虚弱，精微不运证		神疲肢倦，肌肉萎缩，少气懒言	补中益气，健脾升清	参苓白术散
肝肾亏损，髓枯筋痿证		腰膝酸软，不能久立，眩晕耳鸣	补益肝肾，滋阴清热	大补阴煎
热毒炽盛，气血两燔证		面红斑赤，烦躁不宁，口渴咽痛	清热解毒，凉血活血	清瘟败毒散

考点 腰痛

证型		病机	证候	治则	方药
寒湿腰痛证		筋脉痹阻，腰府失养	冷痛重着，寒冷和阴雨天加重	散寒行湿，温经通络	甘姜苓术汤
湿热腰痛证			重着而热，身体困重，小便短赤	清热利湿，舒筋止痛	四妙丸
瘀血腰痛证			痛如针刺，固定拒按，日轻夜重	活血化瘀，通络止痛	身痛逐瘀汤
肾虚腰痛	肾阴虚证		隐隐作痛，面色潮红，盗汗遗精	滋补肾阴，濡养筋脉	左归丸
	肾阳虚证		局部发凉，喜温喜按，肢冷畏寒	补肾壮阳，温煦筋脉	右归丸

第 六 篇

中西医结合外科学

第一单元　中医外科证治概要

考点　中医外科命名与专业术语（一）

外科术语		概念
疡		一切外科疾病的总称，疡科即外科
疮疡	广义	指一切体表外科疾病的总称
	狭义	指发于体表的化脓性疾病
肿疡		体表外科疾病尚未溃破的肿块
胬肉		疮疡溃破，过度生长后高突于疮面或者暴翻于疮口之外的腐肉
痈	内痈	生于脏腑的化脓性疾病
	外痈	生于体表皮肉之间的化脓性疾病
疽	有头疽	指发于肌肤间的急性化脓性疾病
	无头疽	指发于骨骼或关节等深部组织的化脓性疾病

考点　中医外科命名与专业术语（二）

外科术语	概念
根盘	肿疡基底部边缘清楚的坚硬区
根脚	肿疡之基底根部
应指	患处化脓，手按压有波动感
护场	疮疡发病过程中，正邪交争所形成的局部肿胀的范围
袋脓	疮疡溃后疮口缩小，脓液积于空腔不易排出，状如袋脓
痔	发于人体孔窍中的小肉突出
痰	发于皮里膜外、肌肉筋骨间的包块
结核	人体浅表部位的病理性肿块
岩	肿块坚硬无比，高低不平，固定不移
毒	致机体阴阳平衡失调的各种因素
五善	肝善、心善、脾善、肺善、肾善
七恶	肝恶、心恶、脾恶、肺恶、肾恶、脏腑败坏、气血衰竭
顺证	外科疾病发展按照应有的顺序出现症状
逆证	外科疾病发展不按照应有的顺序，出现不良症状

第二单元　无菌术

考点　概述

	概念
无菌术	为了预防伤口的感染，针对这些感染来源所采取的一种预防措施，由灭菌法、抗菌法和一定的操作规则及管理制度所组成
灭菌	杀灭一切活的微生物
消毒	消毒系指杀灭病原微生物和其他危害微生物

考点　手术器械和物品的消毒与灭菌

	分类	应用
化学消毒法	70%～75%乙醇消毒法	皮肤、环境表面、医疗器械的消毒
	0.05%～0.5%碘伏消毒法	皮肤黏膜的消毒
	过氧乙酸消毒剂消毒法	医院环境的室内物品表面消毒

中西医结合外科学

续表

	分类	应用
物理灭菌法	高压蒸汽灭菌法、煮沸灭菌法	金属器械、橡胶、玻璃类物品的消毒
	干热灭菌法	金属器械的灭菌
	低温灭菌法（环氧乙烷灭菌法）	电子仪器、光学仪器的消毒

第三单元　麻醉

考点　局部麻醉

常用局麻药	酯类局麻药	普鲁卡因、丁卡因
	酰胺类局麻药	利多卡因、布比卡因、左旋布比卡因、罗哌卡因
方法和临床应用	黏膜表面麻醉	适用于浅表手术，内镜检查也常用此法
	局部浸润麻醉	将麻醉药注射入手术区的组织内，阻滞神经末梢达到麻醉效果
	区域阻滞麻醉	手术区四周和底部注射麻醉药物，组织神经纤维
	神经阻滞麻醉	有臂丛神经阻滞、颈丛神经阻滞、指（跖）神经阻滞

不良反应与防治	全身毒性反应	大多为超耐受量使用或者意外血管注入引起，表现为嗜睡、眩晕，应避免一次用药超过限量，注射前应回抽有无血液
	过敏反应	大多发生于酯类局麻药，表现为发疹、喉头水肿、器官痉挛、缩血管、抗组胺类药及激素合用可缓解症状

第四单元　体液与营养代谢

考点　体液代谢的失调

	分类	别称	特点	临床表现
水和钠的代谢紊乱	等渗性缺水	急性缺水或混合型缺水	水钠成比例丧失	见于外科病人
	低渗性缺水	慢性缺水或继发性缺水	失钠多于失水	血钠降低
	高渗性缺水	原发性缺水	失水多于失钠	

续表

	分类	别称	特点	临床表现
钾的异常	低钾血症		血钾 <3.5mmol/L	肌无力、肠麻痹
	高钾血症		血钾 >3.5mmol/L	心搏骤停

考点　酸碱平衡失调

分类	机制	临床表现	多见于
代谢性酸中毒	酸产生太多或 HCO_3^- 丢失太多	呼吸深快，带有酮味	糖尿病，酒精中毒，休克，肺水肿，氰化物中毒，严重肝病
代谢性碱中毒	酸丢失过多或 HCO_3^- 相对增多	呼吸浅慢，嗜睡	
呼吸性酸中毒	血液 $PaCO_2$ 增加，形成高碳酸血症		高温下劳动，癔病，颅脑损伤

第五单元　输血

考点　外科输血、输血的不良反应及并发症

		外科输血	自体输血
适应证		急性出血达 500 ~ 1000mL	①有大出血的手术和创伤
		贫血或低蛋白血症	②出血量 >1000mL 的择期手术
		凝血机制异常和出血性疾病	③血型特殊者（无相应供血者，输血困难）
		重症感染	④体外循环或低温下的心内直视手术
禁忌证		无绝对禁忌证	①血液受胃肠道内容物/尿液/癌细胞污染。②心肺肝肾功能不全者。③贫血或凝血因子缺乏者。④胸腹开放性损伤超过 4h 者
不良反应及并发症	发热、过敏、溶血、细菌污染反应，循环超负荷、枸橼酸盐中毒疾病传播等		
	大量输血后也容易引起凝血机制混乱、高钾血症、高血氨、酸碱平衡失调		

中西医结合外科学

第六单元　围手术期处理

考点　手术后监测与处理、手术后常见并发症的处理

术后症状或并发症		处理方法
恶心呕吐		持续胃肠减压，辅以止吐药
腹胀		持续胃肠减压，放置肛管，高渗液低压灌肠
呃逆		早期可压迫眶上缘，短时间吸入二氧化碳，抽吸胃内积气、积液，给予安眠药、镇静药、解痉药
成人呼吸窘迫综合征		治疗和控制感染性疾病；纠正缺氧，维持循环稳定，监测血压和中心静脉压；尽快消除肺间质水肿，输液量控制在 2000mL/d 左右
急性肾功能障碍		限制摄入液体量；高钾血症及氮质血症，可选择血液和腹膜透析
切口并发症	切口裂开	部分裂开者可加压包扎；全层裂开者立即手术
	切口感染	抗感染，伤口扩创引流

第七单元　外科感染

考点　局部化脓性感染

疖和疖病、痈的致病菌、临床表现、西医治疗

病名		疖和疖病	痈（中医称"有头疽"）
致病菌		金黄色葡萄球菌	
临床表现		①先红肿热痛，脓栓，后脱落排脓。②"危险三角区"的疖可感染到颅内，高热寒战、头痛	①片状稍隆起的紫色浸润区坚韧，边界不清。②白细胞计数增高
西医治疗	起初	热敷，理疗，药物外敷	
	成脓	成脓有波动感变软时可切开引流	
	全身	给予抗生素治疗，并增加营养	

疖和疖病、痈的中医辨证论治

	证型	治则	方药
疖和疖病	暑疖	清热利湿解毒	清暑汤加减
	蝼蛄疖	补益气血，托毒生肌	托里消毒散
	疖病	祛风清热利湿	防风通圣散

续表

	证型	治则	方药
痈	热毒蕴结证	和营托毒，清热利湿	仙方活命饮
	阴虚火盛证	滋阴生津，清热托毒	竹叶黄芪汤
	气血两虚证	调补气血	十全大补汤

急性蜂窝织炎、丹毒的致病菌、临床表现、西医治疗

病名	急性蜂窝织炎	丹毒（网状淋巴管炎）
致病菌	溶血性链球菌	溶血性链球菌
临床表现	红肿热痛，扩大快，中心坏死、化脓，出现波动感	①头痛，畏寒，发热。②片状红疹，边缘清楚，略为隆起，压之褪色，迅速蔓延
西医治疗	起初理疗，药物外敷，脓成及时切开引流	抬高患肢，注意休息
	加强营养支持，止痛，应用抗生素	局部湿热敷，全身应用抗生素

急性蜂窝织炎的中医辨证论治

证型	治则	方药
锁喉痈	散风清热，化痰解毒	普济消毒饮

证型	治则	方药
腓发		五神汤合萆薢渗湿汤
手发背	清热解毒，和营利湿	仙方活命饮
足发背		仙方活命饮合萆薢渗湿汤

丹毒的中医辨证论治

证型	治则	方药
肝胆湿热证	清肝泄热利湿	龙胆泻肝汤或柴胡清肝汤
胎火胎毒证	凉营清热解毒	犀角地黄汤
风热化火证	散风清火解毒	普济消毒饮
湿热化火证	利湿清热解毒	五神汤合萆薢渗湿汤
毒邪内攻证	凉营泻火解毒	清瘟败毒饮合犀角地黄汤

急性淋巴管炎和淋巴结炎的临床表现、西医治疗

病名	急性淋巴管炎（中医称"外痈"）	淋巴结炎
临床表现	浅部淋巴管炎在感染灶出现"红线"	早期局部淋巴结肿大压痛，炎症蔓延，淋巴结粘连成团，形成脓肿
西医治疗	先处理原发病灶，同时抬高患肢，早期应用抗生素；成脓肿应切开引流

中西医结合外科学

急性淋巴管炎和淋巴结炎的中医辨证论治

证型	治则	方药
红丝疔	清热解毒	五味消毒饮合黄连解毒汤
颈痈	散风清热，化痰消肿	牛蒡解肌汤
腋痈	清肝解郁，消肿化毒	柴胡清肝汤
胯腹痈	清热利湿解毒	五神汤合萆薢渗湿汤
委中毒	和营祛瘀，清热利湿	活血散瘀汤

脓肿的中医辨证论治

证型	治则	方药
余毒流注证	清热解毒，凉血通络	黄连解毒汤合犀角地黄汤
火毒结聚证	清火解毒透脓	五味消毒饮合透脓散
瘀血流注证	和营祛瘀通滞，清热化湿	活血散瘀汤
暑湿流注证	清热解毒化湿	清暑汤
正虚邪恋证	益气补血，清热托毒	托里透毒散

考点　全身性感染、特异性感染

	全身性感染	特异性感染之气性坏疽
临床表现	寒战发热，神志改变	病情突然恶化，烦躁不安，有恐惧或欣快感
	脉搏细速，低血压	皮肤、口唇变白，大量出汗，脉搏快，体温逐步上升
	腹胀，黏膜皮肤瘀斑	伤肢沉痛胀裂，迅速蔓延，浆液渗出，气泡冒出，恶臭
西医治疗	原发病灶处理，抗菌	急症清创
	支持疗法，对症治疗	青霉素
	减轻中毒症状和防治休克	高压氧疗

全身性感染、特异性感染的中医辨证论治

	证型	治则	方药
全身性感染	疔疮走黄证	凉血清热解毒	五味消毒饮＋黄连解毒汤
	火陷证	凉血解毒，泄热养阴，清心开窍	清营汤
	干陷证	补养气血，托毒透邪，清心安神	托里消毒散
	虚陷证	温补脾肾	附子理中汤
特异性感染	湿热火盛，燔灼营血证	清火利湿，凉血解毒	黄连解毒汤、犀角地黄汤＋三妙丸
	气血不足，心脾两虚证	益气补血，养心健脾	八珍汤＋归脾汤

中西医结合外科学

第八单元 损伤

考点 颅脑、胸部、腹部、泌尿系损伤

损伤部位	损伤形式	临床表现
颅脑	脑震荡	一过性昏迷，近事遗忘症
	脑挫裂伤	昏迷，局灶症状和体征，颅内压增高与脑疝，脑膜刺激征
	颅内血肿	意识障碍，患侧瞳孔改变，"两慢一高"（心率、呼吸慢，血压高）
胸部	肋骨骨折	好发于第4~7肋，肋骨向内、外的弯曲折断
腹部	脾损伤	真性脾破裂：急性失血性休克、血性腹膜炎的症状
	肝破裂	多见于左肝，腹痛，腹膜刺激征；出血，胆汁外溢和肝组织坏死
	胰腺损伤	胰岛素分泌减少，血糖升高，胰液外流腹腔，出现腹膜炎及休克
	十二指肠及小肠损伤	腹痛，腹胀，压痛及反跳痛，腹肌紧张，肠鸣音减弱，移动性浊音
	结肠与直肠损伤	便血，细菌性腹膜炎

损伤部位	损伤形式	临床表现
泌尿系统	肾损伤	休克，血尿，疼痛，发热
	膀胱损伤	休克，血尿，腹痛，排尿困难
	尿道损伤	休克，尿道出血，疼痛，排尿困难

考点 烧伤、冻伤

	分度	临床表现
烧伤	Ⅰ度烧伤	红斑
	Ⅱ度烧伤	水疱
	Ⅲ度烧伤	渗出
	Ⅳ度烧伤	焦痂
冻伤	Ⅰ度冻伤	局部红肿，有发热、痒、刺痛的感觉
	Ⅱ度冻伤	有水疱形成，自觉疼痛，知觉迟钝
	Ⅲ度冻伤	创面由白变为黑褐色，知觉消失，其周围红肿疼痛，可出现血疱
	Ⅳ度冻伤	伤处出现坏死，周围有炎症反应

中西医结合外科学

第九单元　肿瘤

考点　概述

良、恶性肿瘤的鉴别

分类 鉴别要点	良性肿瘤	恶性肿瘤
生长方式	大多有包膜，质地同相应组织，无浸润生长	多无包膜，血管丰富，浸润生长，边界不清，肿块固定
继发改变	很少发生坏死出血	常有坏死、液化、溃疡出血
生长速度	生长相对缓慢	生长扩散快
转移	不转移	一般易转移
复发	治疗后不复发	容易复发

考点　常见体表肿物

分类	好发部位	临床表现
脂肪瘤	四肢、躯干	正常脂肪样瘤状物，呈圆形或分叶状，无痛，有假性波动感

分类	好发部位	临床表现
纤维瘤	皮下纤维组织	质硬，生长缓慢，无粘连，活动度大，无压痛，少见压迫症状
神经纤维瘤	神经纤维细胞	皮肤上单独或多发性的皮下硬结性肿物，皮肤上有色素改变
皮脂腺囊肿	头面、胸背部	皮脂腺排泄受阻潴留所形成，呈半球状突起，质地坚实，无疼痛
毛细血管瘤	婴幼儿头面颈	色红，呈边缘不规则、不高出皮肤的斑片状
海绵状血管瘤	头部、颈部	紫红，柔软有波动感，大小不等，边界清楚
蔓状血管瘤	头皮	紫红，蚯蚓状蜿蜒迂曲的血管，有搏动、震颤及血管杂音

第十单元　急腹症

考点　急性阑尾炎与肠梗阻

　　急性阑尾炎与肠梗阻的临床表现、检查、西医治疗

		急性阑尾炎	肠梗阻
临床	同	腹痛，呕吐，恶心	
表现	异	典型的转移性右下腹疼痛，发热乏力	腹胀，停止排气排便，晚期有脱水

续表

	急性阑尾炎	肠梗阻
检查	右下腹压痛、反跳痛，腹膜刺激征	腹部可见肠型及肠蠕动波，肠鸣音亢进
西医治疗	早期行阑尾切除术	胃肠减压；纠正水、电解质、酸碱平衡紊乱；防治感染和中毒；手术解除梗阻

急性阑尾炎与肠梗阻的中医辨证论治

	证型	方药
急性阑尾炎	瘀滞证	大黄牡丹汤＋红藤煎剂
	湿热证	大黄牡丹汤＋红藤煎剂＋败酱草、白花蛇舌草
	热毒证	大黄牡丹汤＋透脓散
肠梗阻	气滞血瘀证	桃仁承气汤
	水结湿阻证	甘遂通结汤
	肠腑热结证	复方大承气汤
	肠腹寒凝证	温脾汤
	虫积阻滞证	驱蛔承气汤

考点　胆道感染及胆石症

病名	分类	临床表现	
		症状	体征
急性胆道感染	急性胆囊炎	突发右上腹阵发性绞痛，常放射至右肩、肩胛部和背部	右上腹压痛、反跳痛及肌紧张，Murphy 征阳性
	急性梗阻性化脓性胆管炎	Charcot 三联征（腹痛、寒战高热、黄疸）还可出现休克、神经系统受抑制表现，即 Reynold 五联征	
胆石症	胆囊结石	阵发性绞痛，右肩胛部放射	右上腹有程度不同的压痛
	肝外胆管结石	Charcot 三联征	
	肝内胆管结石	肝区疼痛，寒战发热，轻度黄疸	肝脏不对称增大、肝区叩击痛

考点　急性胰腺炎

急性胰腺炎的临床表现、诊断、西医治疗

临床表现	症状	①腹痛、腹胀。②恶心、呕吐
	体征	①高热。②腹膜炎体征

续表

诊断	实验室诊断	血清淀粉酶 >500U/dL，尿淀粉酶 >1000U/dL，血清脂肪酶也有明显升高
	影像学诊断	B 超可见胰腺水肿及胰周液化
		X 线左肺不张、左侧胸腔积液
		增强 CT 可明确诊断
西医治疗	非手术治疗	禁食胃肠减压，补液防休克，镇痛解痉，抑制胰腺分泌，营养支持，抗生素
	手术治疗	胰腺坏死组织切除加引流术

急性胰腺炎的中医辨证论治

证型	治则	方药
肝郁气滞证	疏肝理气，清热燥湿通便	柴胡清肝饮、大柴胡汤、清胰汤 I 号
脾胃实热证	清热泻火，通里逐积，活血化瘀	大陷胸汤、大柴胡汤
脾胃湿热证	清热利湿，行气通下	龙胆泻肝汤、清胰汤 I 号

第十一单元 甲状腺疾病

考点 单纯性甲状腺肿、慢性淋巴性甲状腺肿

单纯性甲状腺肿、慢性淋巴性甲状腺炎的临床表现、西医治疗

	单纯性甲状腺肿	慢性淋巴性甲状腺炎
临床表现	①甲状腺肿大。②压迫症状（压迫气管食管和喉返神经）。③结节性甲状腺肿	①无痛性弥漫性甲状腺肿，峡部显著，两侧对称。②肿块质硬，表面光滑，病程较长者可扪及结节。③多伴甲状腺功能减退，早期可有甲亢表现
西医治疗	生理性甲状腺肿：多食含碘丰富的食物	常用甲状腺激素替代疗法和免疫抑制治疗
	青春期甲状腺肿：可给予少量甲状腺素	
	有手术适应证者：甲状腺大部切除术	

单纯性甲状腺肿、慢性淋巴性甲状腺炎的中医辨证论治

	证型	治则	方药
单纯性甲状腺肿	肝郁脾虚证	疏肝解郁，健脾益气	四海舒郁丸
	肝郁肾虚证	疏肝补肾，调摄冲任	四海舒郁丸 + 右归丸

续表

	证型	治则	方药
慢性淋巴性甲状腺炎	气滞痰凝证	疏肝理气，化痰散结	海藻玉壶汤
	肝郁胃热证	清肝泄胃，解毒消肿	普济消毒饮＋加味逍遥散
	火毒炽盛证	清热解毒，消肿排脓	透脓散＋仙方活命饮

第十二单元　乳腺疾病

考点　急性乳腺炎、乳腺增生病

　　急性乳腺炎、乳腺增生病的临床表现、检查、西医治疗

病名		急性乳腺炎	乳腺增生病
临床表现		①乳房肿痛。②发热。③骨节酸痛，恶心呕吐	①乳房肿块。②乳房胀痛。③乳头溢液。④周期性，常与月经有关
检查	血象	白细胞增高，中性粒细胞增多，呈感染象	
	B超	可显示局部脓肿的大小不等	不均匀低回声区，无回声囊肿

病名	急性乳腺炎	乳腺增生病
西医治疗	①早期宜用含有100万单位青霉素的等渗盐水20mL注射在炎性结节四周。②未成脓肿前运用抗生素效果好。③成脓后应及时切开引流	①口服 VB_6 与 VE。②黄体酮、达那唑

急性乳腺炎、乳腺增生病的中医辨证论治

	病因	证型	治则	方药
急性乳腺炎	乳汁瘀积，细菌入侵	肝郁气滞证	疏肝清胃，通乳散结	瓜蒌牛蒡汤加减
		热毒炽盛证	清热解毒，托里透脓	瓜蒌牛蒡汤合透脓散
		正虚毒恋证	益气养营活血	托里消毒散加减
乳腺增生病	肝络阻塞，气血瘀滞	肝郁气滞证	疏肝理气，散结止痛	逍遥散加减
		痰瘀凝结证	活血化瘀，软坚祛痰	失笑散合开郁散
		气滞血瘀证	行气活血，散瘀止痛	桃红四物汤合失笑散
		冲任失调证	调理冲任，温阳化痰，活血散瘀	二仙汤

考点　乳房纤维腺瘤、乳腺癌

	乳房纤维腺瘤	乳腺癌
临床表现	圆形和椭圆形肿块，边界清，表面光滑，易推动	早期无痛小肿块，后期疼痛；局部酒窝征，乳头扁平，回缩凹陷；淋巴侵犯后呈橘皮样改变
中医辨证论治	肝气郁结：疏肝解郁，化痰散结——逍遥散	肝郁气滞：疏肝解郁，理气化痰——逍遥散
	血瘀痰凝：疏肝活血，化痰散结——逍遥散＋桃红四物汤＋山慈菇、海藻	冲任失调：调摄冲任，理气散结——二仙汤
		毒热蕴结：清热解毒，活血化瘀——清瘟败毒饮

第十三单元　胃、十二指肠溃疡的外科治疗

考点　胃、十二指肠溃疡急性穿孔

临床表现	①夜间空腹或饱食后突发上腹部刀割样剧痛，迅速波及全腹。②休克症状：面色苍白，出汗，脉搏细数，血压下降。③面容痛苦，仰卧位屈膝位，腹式呼吸减弱或消失，全腹压痛，腹肌强直
检查	X线提示膈下可见新月状游离气体

鉴别诊断	急性胰腺炎	①发病不如溃疡病穿孔急骤，疼痛位于上腹部偏左，向腰背部放射。
	急性阑尾炎穿孔	②漏出物沿升结肠外侧沟流至右下腹，引起右下腹疼痛和压痛。③右
	急性胆囊炎	上腹可触及肿大的胆囊，墨菲征阳性
西医治疗	非手术治疗	适用于穿孔超过24小时，腹膜炎已局限者
	手术治疗	单纯溃疡穿孔缝合术和彻底性溃疡手术

考点 胃、十二指肠溃疡大出血

临床表现		①呕血和黑便。②上腹部压痛
鉴别诊断		胃癌出血：胃镜可见典型的恶性溃疡
西医治疗	内科治疗	补充血容量：建立可靠的静脉通道，快速滴注平衡盐液
		止血、制酸、生长抑素等药物的运用
		胃镜下止血
	外科治疗	适应证：①急性大出血，短期内有休克征象者。②近期反复多次出血

中西医结合外科学

第十四单元　门静脉高压症

临床表现		①脾大、脾功能亢进。②呕血、黑便。③腹水
检查	血象	白细胞减少，血小板计数明显降低，小于 $3 \times 10^9/\text{L}$
	肝功能	白蛋白降低而球蛋白增高
	腹部超声	提示腹水，门脉高压时，门静脉内径大于 1.3cm
	X 线检查	食管静脉曲张时，食管呈虫蚀样改变
西医治疗	非手术治疗	建立有效静脉通道，扩充血容量，药物止血，内镜下行硬化剂注射，食管曲张静脉套扎术，三腔四囊管压迫止血，经颈静脉肝内门体分流术
	手术治疗	门体分流术，断流手术

第十五单元　腹外疝

考点　概述

腹股沟区的解剖	上界：	腹内斜肌和腹横肌下缘
	内界：	腹直肌外缘
	下界：	腹股沟韧带
临床类型	易复性疝	疝内容物很容易回纳回腹腔
	难复性疝	疝内容物不能回纳或不能完全回纳回腹腔，但是不会引起严重症状
	嵌顿性疝	疝囊颈较小，腹内压突然增高，疝内容物卡于疝囊颈，不能回纳
	狭窄性疝	肠管嵌顿后血流被阻断

考点　腹股沟斜疝、腹股沟直疝、股疝

		腹股沟斜疝	腹股沟直疝	股疝
疝囊 路径		经过腹壁下动脉外侧的腹股沟深环	经过腹壁下动脉内侧的直疝三角区	经过股环、股管
		向下、向前、向内斜行	由后向前突出	
		经过腹股沟管，穿出腹股沟浅环	不经过内环	向卵圆窝突出
		进入阴囊者	不进入阴囊	

第十六单元　泌尿、男性生殖系统疾病

考点　泌尿系结石

		尿中晶体过多
临床 表现	上尿路结石	疼痛，血尿，梗阻
	下尿路结石	膀胱结石（排尿突然中断，疼痛放射至阴茎头）
		尿道结石（突发性尿线变细、排尿费力、呈点滴状）
西医 治疗	①大量饮水，应用卡托普利。②调节饮食与尿 PH 值。③消炎痛栓 1 粒，塞肛，治疗肾绞痛。④输尿管镜取石或经皮肾镜取石

考点 男性生殖系统疾病

男性生殖系统疾病的临床表现、西医治疗

	睾丸炎与附睾炎	前列腺炎	前列腺增生症
临床 表现	睾丸增大充血	发热寒战	尿频
	阴囊壁水肿	尿频、尿急、尿痛、排尿困难	排尿困难
	附睾肿大灼热	会阴坠胀疼痛	血尿
	疼痛放射至下腹部及腹股沟	直肠胀满，里急后重	尿潴留
西医 治疗	急性期口服止痛退热药	急性期首选复方新诺明	α受体阻滞药、降胆固醇药
	慢性期热水坐浴	手术治疗	
	抗生素控制感染		
	冰袋敷于阴囊，防止肿胀		

男性生殖系统疾病中医辨证论治

	证型	治则	方药
睾丸炎与附 睾炎	湿热下注证	清热利湿，解毒消肿	八正散或龙胆泻肝汤
	火毒炽盛证	清火解毒，活血通脓	仙方活命饮
	脓出毒泄证	益气养阴，清热除湿	滋阴除湿汤
	寒湿凝滞证	温经散寒止痛	暖肝煎

中西医结合外科学

续表

	证型	治则	方药
前列腺炎	湿热下注证	清热利湿	八正散或龙胆泻肝汤
	气滞血瘀证	活血化瘀，行气止痛	前列腺汤
	阴虚火旺证	滋阴降火	知柏地黄丸
	肾阳虚衰证	温补肾阳	济生肾气丸
前列腺增生	湿热下注证	清热利湿，通闭利尿	八正散
	气滞血瘀证	行气活血，通窍利尿	沉香散
	脾肾气虚证	健脾温肾，益气利尿	补中益气汤
	肾阳衰微证	温补肾阳，行气化水	济生肾气丸
	肾阴亏虚证	滋补肾阴，清利小便	知柏地黄丸

第十七单元　肛门直肠疾病

考点　痔、直肠肛管周围脓肿
痔、直肠肛管周围脓肿的临床表现、诊断、西医治疗

病名	痔	直肠肛管周围脓肿
临床表现	①肛周瘙痒、疼痛。②脱出、异物感。③便血、便秘	①肛周疼痛、肿胀、结块。②肛腺感染，呈不同程度的发热
诊断	肛门镜、直肠指检发现的柔软团状组织，按齿状线上下分为内外痔	肛周红肿，皮温升高，白细胞和中性粒细胞升高，B超可发现肛周脓肿以确定其大小
西医治疗	尽量采取保守治疗。方法：注射疗法、红外线凝固、胶圈套扎、手术痔切除术	抗生素，局部理疗，口服缓泻剂或涂液状石蜡减轻排便疼痛，手术切开脓肿引流

痔、直肠肛管周围脓肿的中医辨证论治

	证型	治则	方药
痔	风伤肠络证	清热凉血祛风	凉血地黄汤或槐花散
	湿热下注证	清热渗湿止血	脏连丸
	气滞血瘀证	清热利湿，祛风活血	止痛如神汤
	脾虚气陷证	补气升提	补中益气汤
直肠肛管周围脓肿	热毒蕴结证	清热解毒，消肿止痛	仙方活命饮或黄连解毒汤
	火毒炽盛证	清热解毒透脓	透脓散
	阴虚毒恋证	养阴清热，祛湿解毒	青蒿鳖甲汤＋三妙丸

第十八单元 周围血管疾病

周围血管疾病的临床表现、西医治疗

病名		血栓闭塞性脉管炎	动脉硬化性闭塞症	下肢深静脉血栓形成	单纯性下肢静脉曲张
临床表现	症状	肢体发凉，间歇性跛行，感觉异常		下肢沉重，酸胀	
		疼痛是最突出症状		小腿剧痛，足背脉搏消失	下肢浅静脉扩张迂曲
	体征	皮肤颜色改变，动脉搏动减弱，营养障碍		下肢肿胀	
		①游走性血栓性浅静脉炎。②雷诺现象。③坏疽和溃疡	皮肤温度下降	皮肤温度升高	①皮肤色素沉着溃疡。②血栓性浅静脉炎。③出血
西医治疗	药物	扩血管药；抗血小板聚集药；改善微循环药	降血脂，扩血管，抗凝祛聚，去纤溶栓	溶栓抗凝，祛聚祛纤	
	手术	腰交感神经切除术；血管重建	经皮腔内血管形成术	导管取栓术	大隐静脉高位结扎加剥脱术

周围血管疾病的中医辨证论治

	证型	治则	方药
血栓闭塞性脉管炎	寒湿证	温阳通脉，通寒化湿	阳和汤加减
	血瘀证	活血化瘀，通络止痛	桃红四物汤加减
	热毒证	清热解毒，化瘀止痛	四妙勇安汤加减
	气血两虚证	补气养血，益气通络	十全大补丸加减
	肾虚证	温补肾阳，滋补肾阴	肾阳虚用附桂八味丸；肾阴虚用六味地黄丸
动脉硬化性闭塞症	寒凝血脉证	温经散寒，活血化瘀	阳和汤
	血瘀脉络证	活血化瘀，通络止痛	桃红四物汤
	热毒蕴结证	清热解毒，利湿通络	四妙勇安汤
	脾肾阳虚证	补肾健脾，益气活血	八珍汤＋左归丸或右归丸
下肢深静脉血栓形成	湿热蕴阻，气滞血瘀证	理气活血，清热利湿	桃红四物汤＋萆薢渗湿汤
	气虚血瘀，寒湿凝滞证	益气活血，通阳利水	补阳还五汤＋阳和汤
单纯性下肢静脉曲张	气血瘀滞证	行气活血，祛瘀除滞	柴胡疏肝散
	湿热瘀阻证	清热利湿，活血化瘀	萆薢渗湿汤＋大黄䗪虫丸

第十九单元 皮肤及性传播疾病

考点 带状疱疹

证型	证候	治则	方药
肝经郁热证	皮疹潮红，疱壁紧张，灼热刺痛	清泻肝火，解毒止痛	龙胆泻肝汤
脾虚湿蕴证	皮损色淡，疱壁松弛，溃后糜烂	健脾利湿，清热解毒	除湿胃苓汤
气滞血瘀证	皮疹消退，疼痛不止，坐卧不安	理气活血，通络止痛	柴胡疏肝散＋桃红四物汤

考点 癣

	黄癣	白癣	黑点癣
皮损表现	以毛发为中心的黄癣痂，伴鼠尿臭味	白色鳞屑斑，断发有白色菌鞘	圆形或不规则形灰白色鳞屑斑，边缘清楚，低位断发，形如黑点
愈后	永久性脱发	不留斑痕	病久可形成瘢痕
中医辨证论治：虫毒湿聚证：祛风除湿，杀虫止痒——苦参汤			

考点 湿疹

湿疹的临床表现、西医治疗

	急性湿疹	亚急性湿疹	慢性湿疹
临床表现	密集粟粒大小的丘疹、丘疱疹，基底潮红，常为片状或弥漫性，呈多形性，对称分布	皮损渗出较少，以丘疹、结痂、鳞屑为主，有少量水疱及轻度糜烂，自觉瘙痒剧烈	皮损皮肤肥厚粗糙、浸润，色暗红或紫褐色，有不同程度的苔藓样变
西医治疗	湿敷或干燥疗法	可用糊剂	以止痒、抑制表皮细胞增生、促进真皮炎症浸润吸收为主

湿疹的中医辨证论治

证型	治则	方药
湿热浸淫证	清热利湿	萆薢渗湿汤合三妙丸
脾虚湿蕴证	健脾利湿	除湿胃苓汤
血虚风燥证	养血润肤，祛风止痒	当归饮子

考点　皮肤瘙痒

皮肤瘙痒的临床表现、西医治疗

临床表现	全身性瘙痒	起初瘙痒局限于一处，进而扩展至大部或全身；阵发性，夜间重
	局限性瘙痒	肛门瘙痒症、阴囊瘙痒症，女阴瘙痒症
西医治疗	物理疗法	紫外线照射、皮下输氧
	局部治疗	炉甘石洗剂、达克罗宁洗剂或乳剂，薄荷脑软膏，苯唑卡因软膏
	全身治疗	抗组胺类药，普鲁卡因静脉封闭，组织胺蛋白皮下注射，老年人用性激素

皮肤瘙痒的中医辨证论治

证型	治则	方药
风热血热证	疏风清热，凉血止痒	消风散 + 四物汤
湿热蕴结证	清热利湿止痒	龙胆泻肝汤
血虚肝旺证	养血润燥，祛风止痒	当归饮子

中西医结合外科学

考点 银屑病

银屑病分类、临床表现、西医治疗

分类	临床表现	西医治疗
寻常型	白色鳞屑、发亮薄膜和点状出血	①维生素类药。②抗肿瘤药。③免疫疗法。④皮质激素
脓疱型	在寻常型银屑病基础上出现多数小脓疱，且反复发生	
关节病型	指关节易发病，大、小关节可同时发病，血清类风湿因子检查阴性	
红皮病型	皮肤弥漫性发红、干燥，覆以薄鳞屑，有正常皮岛，有银屑病史	

银屑病的中医辨证论治

证型	治则	方药
风热血燥证	清热凉血，祛风润燥	凉血地黄汤
血虚风燥证	养血和血，祛风润燥	当归饮子
瘀滞肌肤证	活血化瘀，祛风润燥	桃红四物汤
湿热蕴阻证	清热利湿，和营通络	萆薢渗湿汤
火毒炽盛证	凉血清热解毒	清营汤

考点 白癜风

白癜风的临床表现、诊断、西医治疗

临床表现	皮损为局部色素脱失斑，呈乳白色斑点或斑片，境界清楚，边缘呈褐色
	皮损区内毛发可变白，但无皮肤萎缩、硬化及脱屑等变化，无自觉症状
	患处经日光曝晒后，特别是浅色肤种病人易产生潮红、疼痛，甚至起水疱之症
	皮损可发于任何部位，多见于面、颈、手背、躯干、外生殖器
诊断	脱色斑为后天性，呈乳白色，周边有色素沉着带，无自觉症状
西医治疗	①补骨脂素及其衍生物。②皮质类固醇激素。③自体表皮移植

白癜风的中医辨证论治

证型	治则	方药
气血不足证	调和气血，消风通络	柴胡疏肝散
肝肾不足证	滋补肝肾，养血祛风	六味地黄丸

考点　淋病

淋病的临床表现

表现 \ 分类		疼痛特点	分泌物特点
男性淋病	急性	排尿时有尿道外口刺痛或灼热痛，排尿后疼痛减轻	尿道口溢脓，有浆液性分泌物，后逐渐出现黄色黏稠的脓性分泌物
	慢性	排尿时尿道灼热或轻微刺痛，可见终末血尿	尿道外口不见排脓，挤压后，尿道外口仅见少量稀薄浆液性分泌物
女性淋病	急性	淋菌性宫颈炎，淋菌性尿道炎，淋菌性前庭大腺炎	
	慢性	淋菌性外阴阴道炎，继发盆腔脓肿，播散型淋病	

淋病的中医辨证论治

证型	治则	方药
湿热毒蕴证	清热利湿，解毒化浊	龙胆泻肝汤酌加土茯苓、红藤、萆薢等或合清营汤
阴虚毒恋证	滋阴降火，利湿祛浊	知柏地黄丸酌加土茯苓、萆薢等

考点 梅毒

分类	临床表现	西药治疗
一期梅毒	疳疮（硬下疳），男性多发生在阴茎的包皮、冠状沟、系带或龟头上	青霉素
二期梅毒	杨梅疮，早期有流感样综合征，继而出现皮肤黏膜损害、骨损害、眼梅毒	
三期梅毒	晚期梅毒，此期病程长，易复发，除皮肤黏膜损害外，常侵犯多个脏器	
潜伏梅毒	隐性梅毒，无临床症状，血清反应阳性，脑脊液正常	
胎传梅毒	母体内的梅毒螺旋体导致胎儿感染的梅毒	

考点 尖锐湿疣

病史	有与尖锐湿疣患者不洁性交或生活接触史。潜伏期 1～12 个月，平均 3 个月
皮损特点	淡红色或暗红褐色、柔软的表皮赘生物，赘生物大小不一，单个或群及分布
好发部位	男性好发于阴茎龟头、冠状沟、系带；同性恋者发生于肛门、直肠
	女性好发于外阴、阴蒂、宫颈、阴道和肛门
醋酸白实验	3%～5% 的醋酸液涂擦或湿敷 3～10 分钟，阳性者局部变白，病灶稍隆起
西医治疗	口服或注射抗病毒药物和免疫增强剂，外涂，激光，冷冻，电灼，较大者可手术切除

第 七 篇

中西医结合妇产科学

第一单元　女性生殖系统解剖

考点　骨盆

组成	骨盆的骨骼、骨盆的关节、骨盆的韧带
分界	以耻骨联合上缘、髂耻缘及骶岬上缘的连线为界，将骨盆分为假骨盆和真骨盆

第二单元　女性生殖系统生理

考点　卵巢激素及其生理作用

卵巢激素	生理作用
雌激素	①促进子宫肌细胞增生肥大。②使子宫内膜腺体及间质增生修复。③使宫颈口松弛。④促进输卵管肌层发育及上皮的分泌活动。⑤促进第二性征发育，协同 FSH。⑥维持促进骨质代谢

续表

卵巢激素	生理作用
孕激素	在雌激素的基础上发挥作用，使基础体温升高
雄激素	对生殖系统、生理代谢均产生影响

第三单元　妊娠生理

考点　胎儿附属物的形成及其功能

组成	来源	功能
胎盘	羊膜、叶状绒毛膜、底蜕膜	完成胎儿与母体之间进行的物质交换
胎膜	绒毛膜、羊膜	分娩发动上有一定作用
脐带	由体蒂演变而成	胎儿和母体之间进行物质交换的重要通道
羊水	母体血清和胎儿的尿液	胚胎在羊水中生长发育

第四单元　产前保健

围生期	指产前、产时、产后一段时间，包括妊娠期、分娩期、产褥期
预产期推算	按末次月经第一日算起，月份减 3 或加 9，日数加 7
胎盘功能	物质交换、代谢、分泌激素、防御及合成功能

第五单元　正常分娩

考点　分娩的临床经过及处理

产程各期	第一产程	第二产程	第三产程
临床表现	规律宫缩、宫口扩张（1cm～10cm）、胎头下降、胎膜破裂	排便感，产生向下用力屏气的动作	胎儿娩出，子宫回缩，胎盘完全剥离，宫体上升，少量流血
处理	观察、破膜、宫缩、注意胎心、检查宫口扩张及胎头下降	勤听胎心，指导产妇用力，接产准备	协助胎盘娩出，检查胎盘胎膜、软产道、产后观察

续表

产程各期	第一产程	第二产程	第三产程
临产标志	有规律且逐渐加强的宫缩，持续 30s 以上，间歇 5～6min，进行性宫颈管消失，空口扩张和胎先露部下降，镇静药不可抑制		

第六单元　妊娠病

考点　妊娠呕吐

妊娠呕吐的临床表现、西医治疗

临床表现	食入即吐，头晕乏力，消瘦委靡
西医治疗	维生素 B_1，维生素 B_6，维生素 C

妊娠呕吐的中医辨证论治

病机	证型	证候	治则	方药
冲气上逆，胃失和降	脾胃虚弱证	呕吐清水或饮食物，甚或食入即吐	健脾和胃，降逆止呕	香砂六君子汤＋生姜
	肝胃不和证	呕吐酸水或苦水，口干口苦，胸胁胀满	清肝和胃，降逆止呕	橘皮竹茹汤＋黄连

考点 流产

分类	临床表现	西医治疗	诊断
先兆流产	停经后有早孕反应，阴道少量流血，小腹隐痛，腰痛及下腹坠胀感	黄体酮和维生素 E	①停经。②早孕反应。③反复流产史。④阴道流血。⑤腹痛
难免流产	阴道流血增多，阵发性腹痛加剧，阴道流水（胎膜破裂）	早期：负压吸宫术；晚期：宫缩素	
不全流产	妊娠产物排出体外，部分残留宫内	刮宫术或钳刮术	
完全流产	妊娠物完全排出，流血停止，腹痛消失	不处理	
稽留流产	停经史及早孕反应，胎儿死后子宫缩小	凝血功能正常：雌激素	
习惯性流产	自然流产≥3 次	黄体酮肌注	
流产感染	高热寒战，腹痛	广谱抗生素	

胎漏、胎动不安、滑胎的中医辨证论治

	病机	证型	证候	治则	方药
胎漏、胎动不安	冲任损伤，胎元不固	肾虚证	头晕耳鸣，两膝酸软	补肾益气，固冲安胎	寿胎丸加党参、白术
		血热证	心烦少寐，口干口渴	清热凉血，固冲安胎	保阴煎
		气血虚弱证	神疲肢倦，头晕眼花	补气养血，固肾安胎	胎元饮
		血瘀证	阴道下血，色暗红	活血消癥，补肾安胎	桂枝茯苓丸加菟丝子、桑寄生、续断
滑胎		肾气亏虚证	腰膝酸软，夜尿频多	补肾益气，调固冲任	补肾固冲丸
		气血虚弱证	头晕心悸，神疲乏力	益气养血，调固冲任	泰山磐石散

考点 异位妊娠

分期	证型	证候	治则	方药
未破损期	胎瘀阻络证	腹痛，阴道未出血	活血祛瘀，杀胚消癥	宫外孕Ⅱ号方加紫草、蜈蚣、水蛭、天花粉

分期	证型	证候		治则	方药
已破损期	不稳定型——胎瘀阻络，气虚血瘀证（多见于输卵管妊娠流产）	腹痛、阴道出血	头晕神疲，血 β-hCG↑	益气化瘀，消癥杀胚	宫外孕Ⅰ号方加党参、黄芪、紫草、蜈蚣、天花粉
	休克型——气陷血脱证（多见于输卵管妊娠破裂）		四肢厥冷，冷汗淋漓，后穹隆穿刺提示腹腔出血	回阳救逆，益气固脱	参附汤合生脉散加黄芪、柴胡、炒白术
	包块型——瘀结成癥证（指陈旧性宫外孕）		腹痛减轻，局限性包块，血 β-hCG↓	活血化瘀，消癥散结	理冲丸加土鳖虫、水蛭、炙鳖甲

考点　妊娠期高血压疾病

	证型		证候	治则	方药
子肿	脾肾两虚证	肢肿	按之凹陷	健脾温肾，行水消肿	白术散合五苓散加山药、菟丝子
	气滞湿阻证		随按随起	理气行滞，除湿消肿	天仙藤散
子晕	阴虚肝旺证	眩晕	颜面潮红	滋阴养血，平肝潜阳	杞菊地黄丸加天麻、钩藤、石决明
	脾虚肝旺证		舌胖齿痕	健脾利湿，平肝潜阳	半夏白术天麻汤加钩藤

续表

	证型		证候	治则	方药
子痫	肝风内动证	昏倒	心悸烦躁	滋阴清热，平肝息风	羚角钩藤汤
	痰火上扰证		气粗痰鸣	清热豁痰，息风开窍	牛黄清心丸加竹沥、天竺黄、石菖蒲

考点　胎儿生长受限

胎儿生长受限的概念、西医治疗

概念	①孕 37 周后，体重 <2500g。②低于同孕龄平均体重的 2 个标准差。③低于同孕龄正常体重的第 10 百分位数
西医治疗	①改善子宫胎盘绒毛间隙的血供——低分子右旋糖酐 + 丹参注射液。②改善胎儿营养供应——锌、铁、钙。③促进子宫胎盘循环——阿司匹林

胎儿生长受限的中医辨证论治

证型	证候	治则	方药
肾气亏虚证	头晕耳鸣，腰膝酸软	补肾益气，填精养胎	寿胎丸加党参、桑椹
气血虚弱证	面色㿠白，神疲懒言	益气养血，滋养胎元	胎元饮加黄芪、续断、枸杞子
阴虚内热证	颧赤唇红，手足心热	滋阴清热，养血安胎	保阴煎加枸杞子、桑椹
胞宫虚寒证	腰腹冷痛，四肢不温	温肾扶阳，养血育胎	长胎白术散加巴戟天、艾叶

考点　前置胎盘、胎盘早剥

病名	前置胎盘	胎盘早剥
概念	妊娠 28 周，胎盘附于子宫下段，胎盘下缘达到宫颈内口，位置低于胎儿先露	妊娠 20 周后或分娩期正常位置的胎盘在胎儿娩出前部分或全部从子宫壁剥离
临床表现	症状：无诱因无痛性反复阴道流血；体征：大量出血时面色苍白、脉数微	①Ⅰ度剥离面积小，见于分娩期。②Ⅱ度剥离面积占 1/3，胎心存活。③Ⅲ度剥离面积 > 1/2，胎心死亡
西医治疗原则	抑制宫缩，止血，吸氧，适时终止妊娠	①Ⅰ度积极治疗，可继续妊娠。②Ⅱ、Ⅲ度应补充血容量、迅速终止妊娠

考点 母儿血型不合

证型	证候	治则	方药
湿热内蕴证	腹胀纳差，皮肤瘙痒	清热利湿，固冲安胎	茵陈二黄汤
热毒内结证	渴喜冷饮，心烦易怒	清热解毒，利湿安胎	黄连解毒汤加茵陈、竺麻根、甘草
瘀热互结证	腹部刺痛，口干喜饮	清热凉血，化瘀安胎	二丹茜草汤
阴虚血热证	面赤心烦，手足心热	滋阴清热，养血安胎	知柏地黄丸加茵陈、桑寄生、菟丝子

第七单元　妊娠合并疾病

考点 心脏病

证型	证候		治则	方药
心气虚证	心悸怔忡	面色㿠白，气短自汗，肢倦乏力	养血益气，宁心安胎	养心汤去肉桂、半夏，加麦冬
心血虚证		面色少华，唇甲色淡，头晕目眩		归脾汤
阳虚水泛证		喘不得卧，畏寒肢冷，倦怠懒言	温阳化气，行水安胎	真武汤合五苓散去猪苓，加桑寄生、菟丝子
气虚血瘀证		胸胁作痛，口唇发绀，舌质紫暗	益气化瘀，通阳安胎	补阳还五汤合瓜蒌薤白半夏汤去红花、桃红、半夏、地龙，加桑寄生、杜仲

考点　急性病毒性肝炎

证型	证候		治则	方药
湿热蕴结证	身目俱黄	色鲜明如橘子色，口苦咽干	清热利湿，佐以安胎	茵陈蒿汤＋金钱草、虎杖、寄生、续断
湿邪困脾证		色晦暗，呕恶纳少，体倦便溏	健脾化湿，养血安胎	胃苓汤去桂枝、泽泻，加桑寄生、菟丝子
肝郁脾虚证		两胁胀痛，胸闷腹胀	疏肝理气，健脾安胎	逍遥散＋桑寄生、菟丝子
热毒内陷证		口有肝臭，神昏谵语	清热解毒，凉血救阴	犀角地黄汤＋黄连解毒汤＋茵陈、大青叶

考点　糖尿病

证型	证候	治则	方药
肺热津伤证	烦渴多饮，口干舌燥	清热润肺，生津止渴	消渴方去天花粉，加葛根、麦冬、石斛、黄芩、菟丝子
胃热炽盛证	多食易饥，形体消瘦	清胃泻火，养阴增液	玉女煎去牛膝，加玄参、芦根、黄连、黄芩
肾阴亏虚证	尿频量多，浊如膏脂	滋阴益肾	六味地黄丸合地黄饮子去牡丹皮、茯苓，加菟丝子

续表

证型	证候	治则	方药
阴阳两虚证	饮一溲二，面色黧黑	滋阴助阳	金匮肾气丸去泽泻、牡丹皮、附子，加淫羊藿、菟丝子、益智仁

考点 尿路感染

证型	证候		治则	方药
阴虚火旺证	尿频，淋沥涩痛	腰膝酸软，五心烦热	养阴泻火通淋	知柏地黄丸去牡丹皮，加麦冬、五味子、车前草
心火偏亢证		心烦易怒，口舌生疮	清心泻火通淋	导赤散去木通，加黄连、玄参、车前草
湿热下注证		口苦咽干，渴不欲饮	清热利湿通淋	五淋散加车前子

第八单元　分娩期并发症

考点　产后出血

概念	胎儿娩出24h内失血量>500mL
临床表现	①宫底升高，轮廓不清。②胎盘、胎膜缺损。③阴道、会阴、宫颈裂伤
西医治疗	①按摩子宫。②取出胎盘。③缝合软产道。④输新鲜全血
中医辨证论治	气虚证：补气固冲，摄血止崩——升举大补汤去黄连，加地榆炭、海螵蛸
	血瘀证：活血化瘀，理血归经——化瘀止崩汤

考点　羊水栓塞

概念	分娩时羊水进入母体血循环引起急性肺栓塞、休克、DIC、肾衰竭
病因	羊水中的有形物质
临床表现	寒战，呛咳，气急，烦躁不安，尖叫，发绀，呼吸困难，抽搐
西医治疗	早期抗过敏，DIC阶段抗凝，少尿无尿阶段使用利尿剂

第九单元 产后病

考点 中医对产后病的认识

产后三冲	指产后败血上冲，冲心、冲胃、冲肺
产后三急	指产后呕吐、盗汗、泄泻，三者并见必危
产后三病	病痉、病郁冒、大便难
产后"三审"	先审小腹痛与不痛，以辨有无恶露停滞
	次审大便通与不通，以验津液之盛衰
	再审乳汁的行与不行及饮食多少，以察胃气之强弱
产后用药"三禁"	禁大汗，以防亡阳
	禁峻下，以防亡阴
	禁通利小便，以防亡津液

考点　晚期产后出血

病因病机	证型	证候		治则	方药
冲任不固，气血运行失常	气虚证	恶露不止	神疲懒言	补脾益气，固冲摄血	补中益气汤＋艾叶炭、鹿角胶
	血热证		有臭气	养阴清热，安冲止血	保阴煎＋七叶一枝花、贯众、炒地榆、煅牡蛎
	血瘀证		疼痛拒按	活血化瘀，调冲止血	生化汤＋失笑散＋益母草、茜草

考点　产褥中暑

证型	证候	治则	方药
暑入阳明证	产后壮热	清暑泄热，透邪外达	白虎汤加西瓜翠衣、竹叶
暑伤津气证	产后身热多汗	清热解暑，益气生津	清暑益气汤
暑犯心包证	产后神昏谵语	清营泄热，清心开窍	清营汤送服安宫牛黄丸或紫雪丹或至宝丹
西医治疗原则：迅速降低体温是抢救成功的关键			

中西医结合妇产科学

考点 产褥感染

产褥感染的病因、病理、临床表现、西医治疗

病因	诱因	产妇虚弱
	致病菌	需氧型链球菌、大肠埃希菌、支原体、衣原体
病理		①急性外阴、阴道、宫颈炎。②急性子宫内膜炎、子宫肌炎。③急性盆腔结缔组织炎。④血栓静脉炎。⑤脓血症及败血症。⑥急性盆腔腹膜炎
临床表现	症状	①发热。②下腹痛。③恶露增多，混浊，或呈脓性，有臭。④下肢血栓静脉炎
	体征	①会阴红肿化脓。②黏膜充血。③子宫大而软
西医治疗		物理降温，应用广谱抗生素，切开引流

产褥感染的中医辨证论证

证型	治则	方药
感染邪毒证	清热解毒，凉血化瘀	五味消毒饮合失笑散加牡丹皮、赤芍、鱼腥草、益母草
热入营血证	清营解毒，散瘀泄热	清营汤加紫花地丁、蒲公英、栀子、牡丹皮
热陷心包证	清心开窍	清营汤送服安宫牛黄丸或紫雪丹

考点　产褥期抑郁症

证型	治则	方药
心脾两虚证	补益心脾，养血安神	甘麦大枣汤合归脾汤
瘀阻气逆证	活血化瘀，镇逆安神	癫狂梦醒汤加酸枣仁
肝郁气结证	疏肝解郁，镇静安神	逍遥散加夜交藤、合欢皮、磁石、柏子仁

考点　产后缺乳

证型	治则	方药
气血虚弱证	补气养血，佐以通乳	通乳丹去木通，加通草
肝郁气滞证	疏肝解郁，通络下乳	下乳涌泉散

考点　产后关节痛

证型	治则	方药
血虚证	养血益气，温经通络	黄芪桂枝五物汤加当归、鸡血藤
血瘀证	养血活络，行瘀止痛	生化汤加桂枝、牛膝
外感证	养血祛风，散寒除湿	独活寄生汤

中西医结合妇产科学

考点　产后排尿异常

	病机	证型	治则	方药
产后尿潴留	膀胱气化不利	气虚证	益气生津，宣肺利水	补气通脬饮
		肾虚证	补肾温阳，化气利水	济生肾气丸
		血瘀证	养血活血，祛瘀利尿	加味四物汤
		气滞证	理气行滞，行水利尿	木通散
产后小便失禁与频数		气虚证	益气固摄	黄芪当归散加山茱萸、益智仁
		肾虚证	温阳化气，补肾固脬	肾气丸加益智仁、桑螵蛸

第十单元　外阴上皮内非瘤样病变

考点　外阴鳞状上皮增生、外阴硬化性苔癣

病名	临床表现		证型	治则	方药
外阴鳞状上皮增生	外阴瘙痒，皮肤粉红	瘙痒剧烈，坐卧不安，影响睡眠	肝郁气滞证	疏肝解郁，养血通络	黑逍遥散去生姜，加川芎
			湿热下注证	清热利湿，通络止痒	龙胆泻肝汤去木通
外阴硬化性苔癣		或无不适，晚期出现性交困难	肝肾阴虚证	补益肝肾，养荣润燥	归肾丸＋二至丸
			血虚化燥证	益气养血，润燥止痒	人参养荣汤
			脾肾阳虚证	温肾健脾，养血润燥	右归丸＋黄芪、白术

第十一单元　女性生殖系统炎症

考点　阴道炎

阴道炎的分类、病因、临床表现、西医治疗

分类	病因	临床表现	西医治疗	
			全身治疗	局部治疗
滴虫性阴道炎	阴道毛滴虫	分泌物特点为稀薄脓性，黄绿色，泡沫状，有臭味	口服甲硝唑	1%乳酸或0.5%醋酸；甲硝唑栓
外阴阴道假丝酵母菌病	假丝酵母菌	分泌物白色稠厚呈凝乳或豆腐渣样		2%~3%苏打液；制霉菌素、酮康唑、克霉唑、咪康唑栓
细菌性阴道病	加德纳菌、厌氧菌、人型支原体	分泌物为灰白色，均匀一致，稀薄，有鱼腥臭味	口服甲硝唑	2%克林霉素软膏；甲硝唑栓
萎缩性阴道炎	卵巢功能减退	分泌物增多，稀薄，淡黄色，外阴瘙痒、有灼热感	口服已烯雌酚、尼尔雌醇	1%乳酸或0.5%醋酸；甲硝唑栓

阴道炎的中医辨证论治

证型	治则		方药
肝经湿热证	清热利湿	杀虫止痒	龙胆泻肝汤加苦参、百部、蛇床子
滋生湿虫证		解毒杀虫	草薢渗湿汤加苦参、防风

考点 宫颈炎症

宫颈炎症的病因、病理、临床表现、妇科检查、西医治疗

病因	淋病奈瑟菌，沙眼衣原体，大肠埃希菌
病理	急性宫颈炎，慢性宫颈炎（宫颈糜烂、宫颈息肉、宫颈黏膜炎）
临床表现	急性宫颈炎：白带多、脓性，腰痛，下肢不适
	慢性宫颈炎：白带多、乳白色、黏液状、夹血丝，外阴瘙痒，腰骶部疼痛
妇科检查	急性宫颈炎：宫颈充血、水肿、触痛
	慢性宫颈炎：宫颈糜烂、肥大或见息肉
西医治疗	针对病原体选用抗生素

中西医结合妇产科学

宫颈炎症的中医辨证论治

证型	治则	方药
热毒蕴结证	清热解毒，燥湿止带	止带方合五味消毒饮
湿热下注证	疏肝清热，利湿止带	龙胆泻肝汤去木通
脾虚湿盛证	健脾益气，升阳除湿	完带汤
肾阳虚损证	温肾助阳，涩精止带	内补丸

考点 盆腔炎性疾病

病因		感染，不洁
病理		盆腔包块
临床表现	症状	腹痛，发热，阴道分泌物增多，脓性秽臭
	体征	阴道充血，穹窿触痛，宫颈充血水肿，举痛
中医辨证论治		热毒炽盛证：清热解毒，化瘀止痛——五味消毒饮合大黄牡丹汤
		湿热瘀结证：清热利湿，化瘀止痛——仙方活命饮加薏苡仁、冬瓜仁

第十二单元 月经病

考点 功能失调性子宫出血

功能失调性子宫出血的病因病理、临床表现、西医治疗

病因病理	中医病因	冲任不固，子宫藏泄失常	
	西医病因	下丘脑－垂体－卵巢轴功能调节失常	
临床类型	无排卵性功血		排卵性月经失调
临床表现	子宫不规则出血、月经周期紊乱、经期长短不一、经量不定甚至大出血		排卵性月经过多、黄体功能不足、子宫内膜不规则脱落、排卵期出血
西医治疗原则	促进排卵		促进黄体功能恢复
西医治疗	止血、调整月经周期、促进排卵、手术		改善黄体功能、治疗子宫内膜不规则脱落

无排卵性功血（崩漏）的中医辨证论治

证型	证候	治则	方药
血虚热证	心烦潮热，咽干口燥	滋阴清热，止血调经	保阴煎＋生脉散＋阿胶
血实热证	口渴烦热，溲黄便结	清热凉血，止血调经	清热固经汤＋沙参、麦冬

中西医结合妇产科学

续表

证型	证候	治则	方药
肾阳虚证	腰痛如折，畏寒肢冷，小便清长	温肾固冲，止血调经	右归丸去肉桂＋艾叶炭、补骨脂、黄芪
肾阴虚证	头晕耳鸣，腰酸膝软，手足心热	滋肾养阴，止血调经	左归丸去牛膝＋二至丸
血瘀证	小腹疼痛拒按，舌紫暗	活血化瘀，止血调经	逐瘀止血汤
脾虚证	神疲体倦，气短懒言，面浮肢肿	补气摄血，固冲调经	固本止崩汤＋举元煎

排卵性月经过多（月经过多）的中医辨证论治

证型	证候	治则	方药
气虚证	色淡红质稀，气短懒言，小腹空坠	补气升提，固冲止血	安冲汤＋升麻
血热证	色红质黏稠，口渴饮冷，溲黄便结	清热凉血，固冲止血	保阴煎＋炒地榆、槐花
血瘀证	色紫暗，质稠有血块，经行腹痛	活血化瘀，固冲止血	桃红四物汤＋三七、茜草、蒲黄

子宫内膜不规则脱落（经期延长）的中医辨证论治

证型	证候	治则	方药
气虚证	神倦嗜卧，气短懒言，小腹空坠	补气摄血，固冲调经	举元煎
血瘀证	经行小腹疼痛拒按，舌紫暗	活血化瘀，固冲调经	桃红四物汤＋失笑散

证型	证候	治则	方药
湿热蕴结证	混杂黏液，带下量多，色黄臭秽	清热利湿，止血调经	固经丸
虚热证	咽干口燥，潮热颧红，手足心热	养阴清热，凉血调经	两地汤

黄体功能不足（月经先期）的中医辨证论治

证型	证候	治则	方药
脾气虚弱证	神疲肢倦，气短懒言，小腹空坠	健脾益气，固冲调经	补中益气汤
肾气不固证	腰酸腿软，头晕耳鸣，小便频数	补肾益气，固冲调经	归盛丸
阴虚血热证	额赤唇红，手足心热，咽干口燥	养阴清热，固冲调经	两地汤
阳盛血热证	心胸烦闷，渴喜冷饮，便结面赤	清热降火，凉血调经	清经散
肝郁血热证	经前乳房胀痛，烦躁易怒，口苦咽干	疏肝解郁，清热调经	加味逍遥散

排卵期出血（经间期出血）的中医辨证论治

证型	证候	治则	方药
肾阴虚证	头晕腰酸，手足心热	滋肾养阴，固冲止血	加减一阴煎
脾气虚证	神疲体倦，气短懒言，食少腹胀	健脾益气，固冲摄血	归脾汤
湿热证	带下量多色黄或赤白带下，质黏腻臭气	清热除湿，凉血止血	清肝止淋汤
血瘀证	少腹疼痛拒按，舌紫暗	活血化瘀，理血归经	逐瘀止血汤

考点 闭经

证型	证候	治则	方药
肝肾不足证	头晕耳鸣，腰膝酸软，夜尿频多	滋补肝肾，养血调经	归肾丸 + 何首乌、女贞子
气血虚弱证	神疲肢倦，头晕眼花，心悸气短	益气健脾，养血调经	人参养营汤
阴虚血燥证	五心烦热，颧红唇干，骨蒸劳热	养阴清热，凉血调经	加减一阴煎 + 丹参、女贞子、香附
气滞血瘀证	精神抑郁，烦躁易怒，嗳气叹息	行气活血，祛瘀通经	血府逐瘀汤
寒凝血瘀证	冷痛拒按，形寒肢冷，面色青白	温经散寒，活血通经	温经汤
痰湿阻滞证	神疲肢倦，头晕目眩，胸脘满闷	燥湿化痰，活血通经	苍附导痰丸 + 当归、川芎

考点 痛经

证型	证候	治则	方药
气滞血瘀证	胀痛拒按，经行不畅	理气活血，化瘀止痛	膈下逐瘀汤 + 蒲黄
寒湿凝滞证	冷痛拒按，畏寒肢冷	温经散寒祛湿，化瘀止痛	少腹逐瘀汤 + 苍术、茯苓、乌药
湿热瘀滞证	灼痛，带下量多色黄	清热除湿，化瘀止痛	清热调血汤 + 蒲公英、薏苡仁
气血虚弱证	神疲乏力，心悸失眠	补气养血，调经止痛	黄芪建中汤 + 党参、当归
肝肾亏损证	腰膝酸痛，头晕耳鸣	滋肾养肝，调经止痛	调肝汤 + 桑寄生、肉苁蓉

考点 多囊卵巢综合征

证型	证候	治则	方药
肾阴虚证	形体瘦小，手足心热	滋阴补肾，调补冲任	左归丸
肾阳虚证	形体肥胖，形寒肢冷，小便清长	温肾助阳，调补冲任	右归丸
痰湿阻滞证	形体肥胖，带下量多，胸闷泛恶	燥湿除痰，通络调经	苍附导痰丸＋佛手散
肝经湿热证	带下量多色黄，经前乳胀，溢乳	清肝解郁，除湿调经	龙胆泻肝汤
气滞血瘀证	经行腹痛拒按，精神抑郁，色素沉着	行气活血，祛瘀通经	膈下逐瘀汤

考点 经前期综合征

证型	证候	治则	方药
肝郁气滞证	经行乳胀	疏肝解郁，理气止痛	柴胡疏肝散
肝肾阴虚证	经行头痛	滋肾养肝，清热降火	知柏地黄丸
脾肾阳虚证	经行浮肿、泄泻	健脾温肾	健固汤合四神丸
心脾气虚证	经行发热	健脾升阳，益气固表	归脾汤
瘀血阻滞证	经行身痛	温经通络，活血散瘀	趁痛散

考点 绝经综合征

证型	证候	治则	方药
肝肾阴虚证	阴部干涩，皮肤干燥	滋养肝肾，育阴潜阳	杞菊地黄丸去泽泻
肾虚肝郁证	情绪异常，胸闷善太息	滋肾养阴，疏肝解郁	一贯煎
心肾不交证	心悸怔忡，心烦不宁，多梦易惊	滋阴降火，交通心肾	天王补心丹去人参、朱砂、加太子参、桑椹
肾阴阳两虚证	月经紊乱，乍寒乍热，烘热汗出，头晕耳鸣，腰背冷痛	滋阴补肾，调补冲任	二仙汤合二至丸

第十三单元 女性生殖器官肿瘤

考点 子宫肌瘤

临床表现	①月经异常。②下腹包块。③白带增多。④压迫症状。⑤不孕、继发性贫血
手术指征	①肌瘤＞妊娠10周子宫。②月经过多，继发性贫血者。③有膀胱、直肠压迫症状

	证型	治则	方药
中医辨证论证	气滞血瘀证	行气活血，化瘀消癥	膈下逐瘀汤
	寒湿凝滞证	温经散寒，活血消癥	少腹逐瘀汤加艾叶、苍术、吴茱萸
	痰湿瘀阻证	化痰除湿，活血消癥	开郁二陈汤加丹参、水蛭
	湿热瘀阻证	清热利湿，活血消癥	大黄牡丹汤加红藤、败酱草、石见穿、赤芍
	肾虚血瘀证	补肾活血，消癥散结	金匮肾气丸合桂枝茯苓丸
	气虚血瘀证	益气养血，消癥散结	圣愈汤加桂枝、茯苓、丹参、山楂、山慈菇、益母草、煅龙骨、煅牡蛎

第十四单元　子宫内膜异位症及子宫腺肌病

考点　子宫内膜异位症

临床表现	下腹痛，痛经，性交痛，不孕，月经失调
检查	腹腔镜检查为"金标准"
病机	瘀血阻滞冲任胞宫

中西医结合妇产科学

续表

	气滞血瘀证	理气活血，化瘀止痛	膈下逐瘀汤
	寒凝血瘀证	温经散寒，化瘀止痛	少腹逐瘀汤
	瘀热互结证	清热凉血，活血祛瘀	清热调血汤加红藤、薏苡仁、败酱草
中医辨证论治	痰瘀互结证	化痰散结，活血逐瘀	苍附导痰汤合桃红四物汤
	气虚血瘀证	益气活血，化瘀散结	理冲汤
	肾虚血瘀证	补肾益气，活血化瘀	归肾丸合桃红四物汤

第十五单元　子宫脱垂

子宫脱垂的分度

分型 分度	轻型	重型
Ⅰ度	宫颈外口距处女膜缘 <4cm	宫颈外口达处女膜缘
Ⅱ度	宫颈脱于阴道口外，宫体在阴道内	宫颈、部分宫体脱出阴道口

续表

分度＼分型	轻型	重型
Ⅲ度	宫颈宫体全部脱至阴道口外	

子宫脱垂的中医辨证论治

病因病机	证型	治则	方药
冲任不固，带脉失约，提摄无力	中气下陷证	补益中气，升阳举陷	补中益气汤
	肾气亏虚证	补肾固脱，益气升提	大补元煎
	湿热下注证	清热利湿	龙胆泻肝汤 + 五味消毒饮

第十六单元　不孕症

不孕症的概念、临床表现、检查、西医治疗

概念	夫妇同居，配偶生殖功能正常，未避孕1年而未妊娠
临床表现	①输卵管炎引起：下腹痛、白带增多。②排卵功能障碍：月经紊乱、闭经
检查	①男方：精液检查。②女方：卵巢功能、输卵管通畅、免疫检查
西医治疗	①输卵管性不孕：卵泡早期行输卵管通液术。②内分泌性不孕：氯米芬为首选促排卵药

不孕症的中医辨证论治

证型	治则	方药
肾气虚弱证	补肾益气，温养冲任	毓麟珠
肾阴虚证	滋阴养血，调冲益精	养精种玉汤合清骨滋肾汤
肾阳虚证	温肾养血益气，调补冲任	温胞饮
肝郁证	疏肝解郁，养血理脾	开郁种玉汤
痰湿证	燥湿化痰，调理冲任	启宫丸
血瘀证	活血化瘀，调理冲任	少腹逐瘀汤
湿热证	清热除湿，活血调经	仙方活命饮加红藤、败酱草

第十七单元　计划生育

考点　避孕

避孕方法	工具避孕法	药物避孕法	输卵管绝育术
适应证	已婚育龄妇女	身体健康，愿意避孕，月经正常的育龄妇女	已婚妇女，因病不能生育
禁忌证	妊娠及生殖器官炎症	严重高血压、糖尿病、肝肾疾病及甲亢者，血栓性疾病	①开腹输卵管结扎——感染。②经腹腔镜输卵管绝育术——腹腔粘连
并发症	宫内节育器嵌顿		出血，感染，脏器损伤，输卵管再通

中西医结合妇产科学

第 八 篇

中西医结合儿科学

第一单元　儿科学基础

考点　小儿年龄分期与生长发育

小儿年龄分期

年龄分期	分期标准
胎儿期	受孕～分娩共 40 周，围生期指孕期 28 周至产后 7 天
新生儿期	出生～生后 28 天
婴儿期	出生后 28 天～1 周岁
幼儿期	1 周岁～3 周岁
学龄前期	3 周岁～7 周岁
学龄期	7 周岁～青春期来临
青春期	女孩自 11 或 12 周岁～17 或 18 周岁，男孩自 13 或 14 周岁～18 或 20 周岁

小儿生长发育 ★

年龄	新生儿	新生儿~6个月	7~12个月	12~24个月	>2岁
体重	平均为3kg	出生体重+0.7×月龄	6+0.25×月龄	8+年龄×2	
身长	50cm	第一年内增长最快，约25cm		第二年增长10cm	70+7×年龄
囟门	前囟1~2cm	6~8周后囟闭合		1~1.5岁前囟闭合	
头围	34cm	1岁46cm		2岁48cm	5岁50cm
乳牙	4~6个月乳牙萌出，2岁以内乳牙数目=月龄-4（或6）				
血压	收缩压=80+2×年龄，舒张压=收缩压×2/3				
视觉	15~20cm清晰	1个月凝视光源；4~5个月认识母亲		区别形状	6岁视觉充分发育
听觉	3~7天相当好	3~4个月转向声源	7~9个月确定声源		区别声音
粗动作		3个月抬头；4个月翻身	6个月独坐；8月爬	1岁走；2岁跳；3岁快跑	
细动作	两手紧握拳	3个月有意识握物；4个月玩弄手中物体	7月换手、捏；9~10个月拇指取物	12~15个月用匙取食、乱涂画	2~3岁用筷；4岁穿衣
语言			1岁会叫妈妈		4岁表达

考点　小儿生理特点、病理特点

生理特点	①脏腑娇嫩，形气未充。②生气蓬勃，发育迅速
病理特点	①发病容易，传变迅速。②脏气清灵，易趋康复
稚阴稚阳学说	机体柔嫩，气血未盛，脾胃薄弱，肾气未充，腠理疏松，神气怯弱，筋骨未坚

考点　小儿诊法概要

指诊和切诊

指诊	临床意义：正常小儿指纹大多淡紫隐隐而不显于风关之上
	辨证纲要：浮沉分表里，红紫辨寒热，淡滞定虚实，三关测轻重
切诊	基本脉象：浮、沉、迟、数、有力、无力

按诊

按诊部位	临床表现	临床意义
按皮肤	肤冷汗多	阳气不足
	肤热无汗	热闭于内
	肌肤肿胀，按之随手起	阳水水肿
	肌肤肿胀，按之凹陷难起	阴水水肿

续表

按诊部位	临床表现	临床意义
按头颅	囟门隆凸，按之紧张	囟填
	囟门凹陷	囟陷
	颅骨按之不坚有弹性感	维生素 D 缺乏性佝偻病
按胸腹	虚里搏动太强	宗气内虚外泄
	搏动过速伴喘促	宗气不继之证
按四肢	平时手足冷	阳气虚弱
	手足心发热	阴虚内热或内伤乳食
	高热时四肢厥冷	热深厥深
	四肢厥冷，面白唇淡	多属虚寒
	四肢厥冷，唇舌红赤	多属真热假寒之象

考点 儿科辨证的意义

辨证方法	适应证	意义
八纲辨证	病变迅速，病情复杂	准确概括病因、病位、邪正强弱、阴阳盛衰
脏腑辨证	杂病较多	分析内脏病变的部位和性质

続表

辨证方法	适应证	意义
卫气营血辨证	以发病急、进展快、变化多为特点的温病	在六经辨证的基础上，根据病情发展的规律，运用三焦辨证和卫气营血辨证

考点　小儿治法概要

儿科药物剂量计算方法

分类	计算方法
按体重计算	每日（次）剂量＝病儿体重（kg）×每日（次）每千克体重需要量
按体表面积计算	体重 < 30kg：小儿体表面积（平方米）＝体重（kg）× 0.035 + 0.1
	体重 > 30kg：小儿体表面积（平方米）＝［体重（kg）– 30］×0.02 + 1.05
	小儿剂量＝小儿体表面积（m²）×剂量/（m²）
按成人剂量折算	小儿剂量＝成人剂量×小儿体重（kg）/500
小儿中药剂量	新生儿用成人量的1/6，乳婴儿为成人量的1/3，幼儿为成人量的1/2，学龄儿童为成人量的2/3

考点　小儿体液平衡特点

脱水	轻度	失水量占体重的 5% 以下
	中度	失水量占体重的 5% ~10%
	重度	失水量占体重的 10% 以上
代谢性酸中毒	轻度	症状不明显，常被原发病所掩盖
	中度	呼吸深而有力，唇呈樱桃红色，精神委靡，嗜睡，恶心，频繁呕吐，心率增快
	重度	心肌收缩无力，心率转慢，心排血量减少，致低血压，心力衰竭和室颤

第二单元　新生儿疾病

考点　新生儿黄疸

临床表现	生理性黄疸	出生后 2~3 天出现，4~6 天达高峰，10~14 天消退
	病理性黄疸	出生后 24h 内出现，3 周后不消退
中医辨证论治	湿热熏蒸证：清热利湿退黄——茵陈蒿汤加味	
	寒湿阻滞证：温中化湿退黄——茵陈理中汤加味	
	瘀积发黄证：化瘀消积退黄——血府逐瘀汤	

第三单元　呼吸系统疾病

考点　急性上呼吸道感染

急性上呼吸道感染的类型及其临床表现

分类		临床表现
一般类型		以鼻咽部症状为主：流涕，鼻塞，喷嚏，咳嗽，流泪，声嘶，咽部不适或咽痛
特殊类型	疱疹性咽峡炎	咽腭弓、悬雍垂、软腭/扁桃体上有 2～4mm 大小的疱疹，周围有红晕，疱疹破溃后形成小溃疡
	咽－结合膜热	发热，咽炎，结合膜炎

常见兼夹证的中医病因病机

兼夹证	中医病因病机
夹痰	小儿肺脏娇嫩，感邪后失于宣肃，津液不得敷布而内生痰液，痰壅气道，咳嗽痰鸣
夹滞	小儿脾常不足，感邪之后，脾运失司，乳食停积，脘腹胀满，不思乳食，或伴吐泻
夹惊	小儿神气怯弱，肝气未盛，感邪之后，热扰心肝，心神不宁，睡卧不安，惊惕抽风

急性上呼吸道感染的中医辨证论治

	证型	治则	方药
主证	风寒感冒	辛温解表	荆防败毒散
	风热感冒	辛凉解表	银翘散
	暑邪感冒	清暑解表	新加香薷饮
	时邪感冒	清热解毒	银翘散＋普济消毒饮
兼证	夹痰 风寒夹痰	辛温解表，宜肺化痰	疏风解表的基础上，加用三拗汤、二陈汤
	夹痰 风热夹痰	辛凉解表，清肺化痰	疏风解表的基础上，加用桑菊饮
	夹滞	解表兼以消食导滞	疏风解表的基础上，加用保和丸
	夹惊	解表兼以清热镇惊	疏风解表的基础上，加用镇惊丸；另服小儿回春丹

考点 小儿肺炎

小儿肺炎的分类及其临床表现

分类	支气管肺炎	腺病毒肺炎	合胞病毒肺炎	支原体肺炎
相同症状	发热、咳嗽			
不同症状	气促	呼吸困难	喘憋	咯痰
体征	中、细湿啰音，语颤↑	呼吸音粗或有干啰音	喘鸣音、细湿啰音	浊音，呼吸音↓

小儿肺炎的中医辨证论治（常证）

证型	证候	治则	方药
风寒闭肺	恶寒发热，无汗，痰白而稀，指纹浮红	辛温宣肺，化痰止咳	华盖散
风热闭肺	发热恶风，咳嗽气急，高热烦躁，咳喘，气急，喉中痰鸣，面红便干，指纹紫滞	辛凉宣肺，清热化痰	银翘散＋麻杏甘石汤
痰热闭肺	喉间痰鸣，胸闷胀满，泛吐痰涎	清热涤痰，开肺定喘	五虎汤＋葶苈大枣泻肺汤
毒热闭肺	涕泪俱无，鼻孔干燥如烟煤	清热解毒，泻肺开闭	黄连解毒汤＋三拗汤
阴虚肺热	低热盗汗，干咳无痰，面色潮红	养阴清肺，润肺止咳	沙参麦冬汤
肺脾气虚	面白汗出，咳嗽无力，纳差便溏，神疲	补肺健脾，益气化痰	人参五味子汤

小儿肺炎的中医辨证论治（变证）

证型	证候	治则	方药
心阳虚衰证	骤然面色苍白，四肢厥冷，神情淡漠，右胁下出现痞块并渐增大，指纹青紫，可达命关	温补心阳，救逆固脱	参附龙牡救逆汤
邪陷厥阴证	神昏谵语，四肢抽搐，口噤项强，双目上视，指纹青紫，可达命关，透关射甲	平肝息风，清心开窍	羚角钩藤汤＋牛黄清心丸

考点　反复呼吸道感染

证型	证候	治则	方药
营卫失和，邪毒留恋证	恶寒怕热，不耐寒凉，平时汗多，低热，咽红不退，扁桃体肿大，指纹紫滞	扶正固表，调和营卫	黄芪桂枝五物汤
肺脾两虚，气血不足证	厌食，大便溏薄，咳嗽多汗，面黄少华，唇口色淡，舌质淡红，脉数无力，指纹淡	健脾益气，补肺固表	玉屏风散加味
肾虚骨弱，精血失充证	面白无华，动则自汗，寐则盗汗，睡不安宁，五心烦热，立、行、齿、发、语迟，鸡胸龟背	补肾壮骨，填阴温阳	补肾地黄丸加味

第四单元　循环系统疾病

考点　病毒性心肌炎

病毒性心肌炎的诊断、西医治疗

临床诊断依据（具备2项可确诊）	①心功能不全、心源性休克/心脑综合征。②心脏扩大。③心电图改变：以R波为主的2个/2个以上的主要导联（Ⅰ、Ⅱ、aVF、V_5）的ST-T

	①改变持续 4 天以上伴动态变化。②CK‑MB↑/心肌肌钙蛋白（cTnI/cTnT）（＋）
西医治疗	①卧床休息。②营养心肌药物（辅酶 Q10、1，6 二磷酸果糖、维生素 C）。③肾上腺皮质激素主要用于心源性休克、致死性心律紊乱等的抢救。④控制心力衰竭（地高辛、西地兰）

病毒性心肌炎的中医辨证论治

证型	治则	方药
风热犯心证	清热解毒，宁心复脉	银翘散
湿热浸心证	清热化湿，宁心复脉	葛根黄芩黄连汤
气阴亏虚证	益气养阴，宁心复脉	炙甘草汤＋生脉散
心阳虚弱证	温振心阳，宁心复脉	桂枝甘草龙骨牡蛎汤
痰瘀阻络证	豁痰化瘀，宁心通络	瓜蒌薤白半夏汤＋失笑散

第五单元　消化系统疾病

考点　鹅口疮

	病因	证型	临床表现/证候	治则	方药
西医	白色念珠菌		口腔黏膜满布乳凝块样白膜，如鹅口（雪口）		
中医	积热内蕴，口腔不洁，感受秽毒	心脾积热（实热）	鲜红较甚，面赤唇红，发热烦躁，多啼口干，便结尿赤	清心泻脾	清热泻脾散
		虚火上浮（虚热）	红晕不著，形体瘦弱，颧红，手足心热，口干不渴	滋阴泻火	知柏地黄丸

考点　疱疹性口炎

证型	证候	治则	方药
风热乘脾证	口颊、上腭溃烂，口臭涎多	疏风清热，泻火解毒	凉膈散
心火上炎证	舌尖、舌边溃烂，口干欲饮	清心泻火	泻心导赤汤
虚火上炎证	口腔溃烂较少，神疲颧红，口干不渴	滋阴降火，引火归原	六味地黄丸加肉桂

考点　小儿腹泻

小儿腹泻的临床表现、检查、脱水的分度、西医治疗

临床表现	①胃肠道症状：便次增多，黄色水样或蛋花样，有少量黏液。②重型腹泻，还有脱水征（小便短少、高热烦渴、神疲痿软、皮肤干瘪、囟门凹陷）、电解质紊乱和全身中毒症状（口唇樱红、呼吸深长、腹胀）
检查	大便镜检：可见脂肪球/少量白细胞、红细胞
	大便病原学检查：轮状病毒检测（＋）/致病性大肠埃希菌培养（＋）
脱水的分度	轻度脱水：精神正常，皮肤干燥、弹性尚可，眼窝轻度凹陷，哭时有泪，尿量稍减少
	中度脱水：精神委靡，皮肤干燥、弹性差，眼窝明显凹陷，哭时泪少，尿量明显减少
	重度脱水：重病委容，表情淡漠，皮肤失去弹性，眼窝深度凹陷，哭时无泪，无尿
西医治疗	①饮食疗法。②液体疗法。③药物治疗（控制感染、微生态疗法、肠黏膜保护剂）。④重度脱水伴休克的补液方法：首选快速应用2:1含钠液，按20mL/kg（总量不超过300mL）于30min至1h静注

中西医结合儿科学

小儿腹泻的中医辨证论治

病因病机	证型		治则	方药
感受外邪、伤于饮食、脾胃虚弱、脾肾阳虚	常证	湿热泻	清肠解热，化湿止泻	葛根黄芩黄连汤
		风寒泻	疏风散寒，化湿和中	藿香正气散
		伤食泻	运脾和胃，消食化滞	保和丸
		脾虚泻	健脾益气，助运止泻	参苓白术散
		脾肾阳虚泻	温补脾肾，固涩止泻	附子理中汤＋四神丸
	变证	气阴两伤证	健脾益气，酸甘敛阴	人参乌梅汤
		阴竭阳脱证	挽阴回阳，救逆固脱	生脉散＋参附龙牡救逆汤

第六单元　泌尿系统疾病

考点　急性肾小球肾炎

急性肾小球肾炎的临床表现、西医治疗

临床表现	典型表现	①非凹陷性浮肿。②少尿，血尿。③高血压
	严重表现	严重的循环充血：呼吸困难，肺部湿啰音
		高血压脑病：剧烈头痛，恶心呕吐，视力障碍，惊厥昏迷
		急性肾衰竭：病初由于尿量减少出现血尿素氮↑，高钾血症，代谢性酸中毒
	非典型表现	无症状性急性肾炎：血尿/血补体C3↓而无临床症状
		肾外症状性急性肾炎：水肿和高血压
		肾病综合征表现的急性肾炎：大量蛋白尿，低蛋白血症，高胆固醇血症，严重水肿

续表

西医治疗	西医治疗原则	防治感染：有链球菌感染灶者应用青霉素 10～14 天
		利尿：水肿、尿少、高血压时口服氢氯噻嗪，明显循环充血可用呋塞米
		降压：利血平
	严重病例的西医处理原则	严重循环充血：卧床休息，限制水钠摄入，利用强利尿剂
		高血压脑病：首选硝普钠
		急性肾功能不全：保持水、电解质及酸碱平衡

急性肾小球肾炎的中医辨证论治

		证型	治法	方药
急性期	常证	风水相搏证	疏风宣肺，利水消肿	麻黄连翘赤小豆汤＋五苓散
		湿热内浸证	清热利湿，凉血止血	五味消毒饮＋小蓟饮子
	变证	邪陷心肝证	平肝泻火，清心利水	龙胆泻肝汤＋羚角钩藤汤
		水凌心肺证	泻肺逐水，温阳扶正	己椒苈黄丸＋参附汤
		水毒内闭证	通腑泻浊，解毒利尿	温胆汤＋附子泻心汤
恢复期		阴虚邪恋证	滋阴补肾，兼清余热	知柏地黄丸＋二至丸
		气虚邪恋证	健脾益气，兼化湿浊	参苓白术散

考点　肾病综合征

肾病综合征的临床特点、并发症、西医治疗、中医辨证论治

临床特点	①大量蛋白尿。②低白蛋白血症。③高胆固醇血症。④水肿	
并发症	①感染。②电解质紊乱和低血容量。③血栓形成。④肾小管功能障碍。⑤急性肾衰竭	
西医治疗	肾上腺皮质激素	

证型	治法	方药
肺脾气虚证	益气健脾，宣肺利水	防己黄芪汤＋五苓散
脾肾阳虚证	温肾健脾，化气行水	偏肾阳虚：真武汤＋黄芪桂枝五物汤；偏脾阳虚：实脾饮
肝肾阴虚证	滋阴补肾，平肝潜阳	知柏地黄丸
气阴两虚证	益气养阴，化湿清热	六味地黄丸加黄芪
外感风寒证	辛温宣肺祛风	麻黄汤
外感风热证	辛凉宣肺祛风	银翘散
水湿证	补气健脾，逐水消肿	防己黄芪汤＋己椒苈黄丸
湿热证	清热解毒化浊利湿	上焦：五味消毒饮；中焦：甘露消毒丹；下焦：八正散
血瘀证	活血化瘀	桃红四物汤
湿浊证	利湿降浊	温胆汤

中西医结合儿科学

第七单元　神经肌肉系统疾病

考点　脓性脑膜炎

西医病因	脑膜炎双球菌、流感嗜血杆菌及肺炎链球菌
临床表现	①前驱症状：起病急，上呼吸道感染，胃肠道症状。②全身感染中毒症状：高热，头痛，瘀斑，瘀点。③神经系统症状：脑膜刺激征（颈强直），颅内压增高，惊厥，意识障碍
并发症	①硬膜下积液。②脑室管膜炎。③脑性低钠血症。④脑积水
检查	脑脊液检查：压力↑，外观浑浊甚至脓样，白细胞数↑，涂片细菌培养（＋）
鉴别诊断	结核性脑膜炎：起病缓，不规则发热后出现神经系统症状，脑脊液呈毛玻璃状
	病毒性脑膜炎：起病急，全身感染，中毒症状不重，脑脊液清亮
西医治疗	抗生素治疗原则：尽早，静脉给药为主，足量，联合
	颅内高压的处理：脱水（20%甘露醇），利尿

考点　病毒性脑炎

病毒性脑炎的病因、临床表现、西医治疗

病因	肠道病毒	
临床表现	前驱症状：起病急，上呼吸道感染，胃肠道症状	
	神经系统症状：脑膜刺激征（颈强直），颅内压增高，惊厥，意识障碍	
西医治疗	对症处理：营养供给，控制高热，控制惊厥	
	病因处理：对于单纯性疱疹病毒给予阿昔洛韦	
	重症、急性期的病例：肾上腺皮质激素制剂（地塞米松）	

病毒性脑膜炎的中医辨证论治

病因病机	证型	治法	方药
外感温热邪毒，正气不足，素体痰湿内蕴，邪毒内陷	痰热壅盛证	清热祛痰	清瘟败毒饮
	痰蒙清窍证	涤痰开窍	涤痰汤
	痰阻经络证	涤痰通络，活血化瘀	指迷茯苓丸＋桃红四物汤

考点　癫痫

证型	治则	方药
惊痫	镇惊安神	镇惊丸
痰痫	涤痰开窍	涤痰汤
风痫	息风定痫	定痫丸
瘀血痫	活血化瘀，通窍息风	通窍活血汤
脾虚痰盛证	健脾化痰	六君子汤
脾肾两虚证	补益脾肾	河车八味丸

第八单元　小儿常见心理障碍

考点　多动性抽动症、注意力缺陷多动障碍

多动性抽动症、注意力缺陷多动障碍的病因病机、临床表现

	多动性抽动症	注意力缺陷多动障碍
病因病机	肝风、痰火胶结成疾，病位在肝	先天不足，后天失调，导致阳动有余，阴静不足

	多动性抽动症	注意力缺陷多动障碍
临床表现	①多发性抽动。②发声抽动。③秽语症。④模仿他人语言、习惯	①活动过多。②注意力不集中。③情绪不稳、冲动任性。④学习困难

多动性抽动症、注意力缺陷多动障碍的中医辨证论治

	证型	治则	方药
多动性抽动症	肝亢风动证	清肝泻火，息风镇惊	千金龙胆汤
	痰火扰心证	泻火涤痰，清心安神	滚痰丸
	脾虚肝旺证	益气健脾，平肝息风	醒脾散
	阴虚风动证	滋阴潜阳，柔肝息风	大定风珠
注意力缺陷多动障碍	肾虚肝亢证	滋水涵木，平肝潜阳	杞菊地黄丸
	心脾两虚证	健脾养心，益气安神	归脾汤＋甘麦大枣汤
	痰火内扰证	清热化痰，宁心安神	黄连温胆汤

中西医结合儿科学

第九单元 造血系统疾病

考点 营养性缺铁性贫血★

营养性缺铁性贫血的临床表现、检查、西医治疗

临床表现	皮肤黏膜苍白，口唇、甲床和睑结膜最为明显，疲乏无力	
	食欲减退/异食癖	
	烦躁不安/精神委靡，注意力不集中	
检查	血红蛋白↓，红细胞数↓，网织红细胞数正常/轻度减少，白细胞、血小板无特殊改变	
	血清铁↓，总铁结合力↑，运铁蛋白饱和度↓，红细胞原卟啉↑，血清铁蛋白↓	
西医治疗	血红蛋白<100g/L的轻度贫血——补铁为主	两者同时补充VC以促进铁吸收
	血红蛋白>100g/L的轻度贫血——食物补充	

营养性缺铁性贫血的中医辨证论治

证型	治法	方药
脾胃虚弱证	健运脾胃，益气养血	参苓白术散/异功散加味
心脾两虚证	补脾养心，益气生血	归脾汤
肝肾阴虚证	滋养肝肾，益精生血	左归丸
脾肾阳虚证	温补脾肾，益精养血	右归丸

考点 特发性血小板减少性紫癜

临床表现	突然起病，皮肤、黏膜自发性出血，针点样出血点、瘀点
检查	①血小板 $< 100 \times 10^9$/L，急性期 $< 20 \times 10^9$/L。②骨髓巨核细胞增多/正常
中医辨证论治	①血热妄行证：清热解毒，凉血止血——犀角地黄汤。②气不摄血证：益气健脾，摄血养血——归脾汤。③阴虚火旺证：滋阴清热，凉血宁络——大补阴丸 + 茜根散。④气滞血瘀证：活血化瘀，理气止血——桃仁汤

中西医结合儿科学

第十单元 变态反应、结缔组织病

考点 支气管哮喘 ★

支气管哮喘的发病机制、诊断要点、鉴别诊断、西医治疗

发病机制	气道慢性（变应性）炎症引起气流受限、气道高反应性
诊断要点	咳嗽，哮鸣，气喘，呼气延长，两肺听诊哮鸣音
鉴别诊断	肺炎咳嗽：发热，咳嗽，痰壅，气喘，两肺听诊呈湿啰音
	咳嗽变异型哮喘：①持续咳嗽 >1 月，干咳痰少，夜间/清晨发作，运动、冷空气加重。②支气管舒张剂诊断性治疗可缓解（基本诊断条件）
西医治疗	①面罩吸氧。②β_2 受体激动剂（吸入治疗）。③糖皮质激素（尽早使用）

支气管哮喘的中医辨证论治

病因	肺脾肾不足，痰饮留伏，成为夙根
病机	内有壅塞之气，外有非时之感，膈有胶固之痰

	证型	治则	方药
发作期	寒性哮喘证	温肺散寒，化痰定喘	小青龙汤＋三子养亲汤
	热性哮喘证	清肺化痰，止咳定喘	麻杏甘石汤或定喘汤
	虚实夹杂证	降气化痰，补肾纳气	射干麻黄汤
缓解期	肺气虚弱证	补肺固表	玉屏风散
	脾气虚弱证	健脾化痰	六君子汤
	肾虚不纳证	补肾固本	金匮肾气丸

考点　风湿热

临床表现	①不规则发热。②游走多发性关节炎。③心脏炎。④舞蹈症。⑤皮下小节、环形红斑
西医治疗	①急性期卧床休息。②控制链球菌感染——大剂量青霉素静滴。③抗风湿治疗：心脏炎早期——糖皮质激素；关节炎——水杨酸制剂。④对症治疗：充血性心力衰竭——地高辛，舞蹈症——巴比妥类/氯丙嗪

风湿热的中医辨证论治

证型	治法	方药
心脾阳虚证	温阳利水	真武汤＋金匮肾气丸
湿热阻络证	清热利湿，祛风通络	宣痹汤
寒湿阻络证	散寒除湿，养血祛风	蠲痹汤＋独活寄生汤
风湿淫心证	祛风除湿，通络宁心	大秦艽汤
气虚血瘀证	养血活血，益气通脉	补阳还五汤

考点　过敏性紫癜

病因	血热、血瘀
病位	心、肺、脾
病机	邪热入血，迫血妄行，血不循经，热盛伤络
临床表现	反复出现皮肤紫癜（首发症状），多见于四肢及臀部，呈对称性分布
	脐周、下腹绞痛伴呕吐
	多发性大关节肿痛
	血尿和蛋白尿，为紫癜性肾炎
	中枢神经系统病变（潜在危险）：颅内出血，惊厥，昏迷，失语

过敏性紫癜的中医辨证论治

证型	治则	方药
风热伤络证	祛风清热，凉血安络	银翘散
血热妄行证	清热解毒，凉血化斑	犀角地黄汤
湿热痹阻证	清热利湿，通络止痛	四妙散
胃肠积热证	泻火解毒，清胃化斑	葛根黄芩黄连汤 + 小承气汤加味
肝肾阴虚证	滋阴补肾，活血化瘀	茜根散
气虚血瘀证	益气活血，化瘀消斑	黄芪桂枝五物汤

第十一单元　营养性疾病

考点　蛋白质 - 能量营养不良

病	原发性	供给不足，喂养不当，不良饮食习惯
因	继发性	消化吸收障碍和需要量增加

续表

	证型	治则	方药
疳证	疳气证	和脾健运	滋生健脾丸
	疳积证	消积理脾	肥儿丸
	干疳证	补益气血	八珍汤
兼证	眼疳证	养血柔肝，滋阴明目	石斛夜光丸
	口疳证	清心泻火，滋阴生津	泻心导赤散
	疳肿胀证	健脾温阳，利水消肿	防己黄芪汤 + 五苓散

考点 维生素 D 缺乏性佝偻病

维生素 D 缺乏性佝偻病的分期及其临床表现

分期	临床表现
初期	神经兴奋性增高：激惹，烦躁，睡眠不安，易惊，夜啼，多汗，枕秃
激期	骨骼改变，X 线显示骨骺端钙化带消失，呈杯口状、毛刷状，血清钙磷↓
恢复期	各症状体征减轻、消失
后遗症期	表现正常，少数重症者残留不同程度的畸形

维生素 D 缺乏性佝偻病的中医辨证论治

证型	治则	方药
肺脾气虚证	健脾益肺，调和营卫	四君子汤＋黄芪桂枝五物汤
脾虚肝旺证	健脾助运，平肝息风	益脾镇惊散
肾虚骨弱证	健脾补肾，填精补髓	补肾地黄丸

第十二单元　感染性疾病

考点　麻疹、风疹、幼儿急疹、猩红热

麻疹、风疹、幼儿急疹、猩红热的临床表现和检查

病名	麻疹	风疹	幼儿急疹	猩红热
初期表现	发热，咳嗽，流涕，泪水汪汪	发热，咳嗽，流涕，咽痛	突然高热，一般情况好	发热，咽喉红肿化脓疼痛
体征	口腔麻疹，黏膜斑	无	无	环口苍白圈，杨梅舌
出疹与发热	发热 3～4 天出疹，出疹时发热更高	发热 3～4 天出疹，热退疹出	发热 1/2～1 天出疹	发热数小时～1 天出疹，出疹热更高

续表

病名	麻疹	风疹	幼儿急疹	猩红热
出疹表现	玫瑰色斑丘疹，耳后发际→额面、颈部→躯干→四肢	淡红色斑丘疹，头面部→躯干→四肢	玫瑰色斑疹，发疹无顺序，以躯干、腰部、臀部为主	细小红色丘疹，全身皮肤呈弥漫性红色，压之褪色
退疹表现	棕色色素斑，糠麸样脱屑	无色素沉着，无脱屑	无脱屑及色素沉着斑	无色素沉着，大片脱皮
血常规	白细胞总数↓，淋巴细胞↑			白细胞↑

麻疹、风疹、幼儿急疹、猩红热的中医辨证论治

		证型	治则	方药
麻疹	顺证	邪犯肺卫证（出热期）	辛凉透表，清宣肺卫	宣毒发表汤
		邪入肺胃证（见形期）	清热解毒，佐以透发	清解透表汤
		阴津耗伤证（收没期）	养阴生津，清解余邪	沙参麦冬汤
	逆证	邪毒闭肺证	宣肺开闭，清热解毒	麻杏甘石汤
		麻毒攻喉证	清热解毒，利咽消肿	清咽下痰汤
		邪陷心肝证	清热解毒，息风开窍	羚角钩藤汤

	证型	治则	方药
风疹	邪郁肺卫证	疏风清热，解表透疹	银翘散
	邪入气营证	清热解毒，凉血透疹	透疹凉解汤
幼儿急疹	邪郁肺卫证	辛凉解表，清宣肺卫	银翘散
	邪蕴肌腠证	疏风透疹，清热解毒	化斑解毒汤
猩红热	邪侵肺卫证	辛凉宣透，清热利咽	解肌透疹汤
	毒在气营证	清气凉营，泻火解毒	凉营清气汤
	疹后伤阴证	养阴生津，清热润喉	沙参麦冬汤

考点 水痘、手足口病

病名	水痘		手足口病
临床表现	典型水痘	周身可见疱疹，以躯干部为主。疱疹内含水液，周围有红晕，伴瘙痒	发热，头痛，咳嗽，流涕，口痛，纳差，恶心，泄泻，口腔及手足部发生疱疹，呈离心性分布
	重症水痘	高热及全身中毒症状严重，皮疹呈离心分布，继发感染者呈坏疽型	

中西医结合儿科学

续表

病名	水痘	手足口病
辨证论治	邪郁肺卫证：疏风清热，解毒利湿——银翘散	邪犯肺脾证：宣肺解表，清热化湿——甘露消毒丹
	毒炽气营证：清气凉营，化湿解毒——清营汤	湿热蒸盛证：清热凉营，解毒祛湿——清瘟败毒饮

考点　流行性腮腺炎

病机		温毒在表，热毒蕴结，郁滞少阳，凝结于耳下腮部
临床表现		一侧腮腺先肿，2~4天累及对侧。腮腺肿胀以耳垂为中心向前、后、下发展，边缘不清，有弹性感及触痛，表面不红，张口、咀嚼困难
中医辨证论治	常证	温毒在表证：疏风清热，散结消肿——柴胡葛根汤
		热毒蕴结证：清热解毒，软坚散结——普济消毒饮
	变证	邪陷心肝证：清热解毒，息风开窍——清瘟败毒饮
		毒窜睾腹证：清肝泻火，活血止痛——龙胆泻肝汤

第十三单元　寄生虫病

考点　蛔虫病

感染途径	传染源——蛔虫病患者	
	传播途径——蛔虫卵可以通过手而被吞入胃内	
临床表现	幼虫移行引起的症状：蛔虫卵移至肺、脑、肝	
	成虫引起的症状：脐周腹痛，不剧烈，喜按揉	
	并发症：胆道蛔虫症	
辨证论治	蛔虫证：驱蛔杀虫，调理脾胃——使君子散	
	蛔厥证：安蛔定痛，继以驱虫——乌梅丸	

第十四单元　小儿危重症的处理

考点　心搏呼吸骤停与心肺复苏术

心搏呼吸骤停临床表现	①突然昏迷：可有一过性抽搐。②大动脉搏动消失。③心音消失/心跳过缓。④瞳孔扩大。⑤呼吸停止或严重呼吸困难。⑥心电图表现心搏徐缓，室性心动过速，心室纤颤，心室停搏。⑦眼底血管血流缓慢或停滞，血细胞聚集呈点彩样改变
心肺复苏步骤	胸部按压（C）：胸骨中下 1/3 处，按压与人工呼吸频率 30：2（单人施救）
	通畅气道（A）：头部后仰
	建立呼吸（B）：人工呼吸
	药物治疗（D）：肾上腺素（首选）

考点　感染性休克

机制		致病菌及毒素侵入人体→微循环障碍，组织细胞血液灌注不足→生命器官急性功能不全
临床表现	早期（代偿期）	脏器低灌注：神清烦躁，面色苍白，肢端发凉，呼吸加快，血压正常，高乳酸血症和低氧血症
	中期（失代偿期）	①低血压：意识模糊，面色青灰，四肢厥冷，血压下降。②酸中毒：呼吸浅快，心率快，心音低钝，尿少
	晚期（不可逆期）	血压明显下降，心音极度低钝，合并多脏器功能衰竭
中医辨证论治		热毒内闭证：清热解毒，通腑开窍——清瘟败毒饮 + 小承气汤
		气阴亏虚证：益气养阴，救逆固脱——生脉散
		阴竭阳脱证：益气回阳，救逆固脱——参附汤或参附龙牡救逆汤

中西医结合儿科学

第十五单元　中医相关病证

考点　咳嗽

病因	病机	证型		治则	方药
肺脾虚弱	肺失宣降，脾虚生痰	外感咳嗽	风寒咳嗽	疏风散寒，宣肺止咳	金沸草散
			风热咳嗽	疏风解热，宣肺止咳	桑菊饮
		内伤咳嗽	痰热咳嗽	清肺化痰止咳	清金化痰汤
			痰湿咳嗽	燥湿化痰止咳	三拗汤 + 二陈汤
			气虚咳嗽	健脾补肺，益气化痰	六君子汤
			阴虚咳嗽	养阴润肺，兼清余热	沙参麦冬汤

考点　腹痛

病因病机	证型	治则	方药
脏腑功能失调，气血阻滞	腹部中寒证	温中散寒，理气止痛	养脏散
	乳食积滞证	消食导滞，行气止痛	香砂平胃散
	胃肠结热证	通腑泄热，行气止痛	大承气汤
	脾胃虚寒证	温中理脾，缓急止痛	小建中汤＋理中丸
	气滞血瘀证	活血化瘀，行气止痛	少腹逐瘀汤

考点　积滞

积滞、厌食的病机、临床表现、检查

	积滞	厌食
病机	乳食停滞，因虚致积，虚中夹积之候	脾失健运，胃不受纳
临床表现	不思乳食，大便溏泄或便秘	
	脘腹胀痛，大便酸臭	
检查	大便有不消化食物残渣/脂肪滴	

积滞、厌食的中医辨证论治

证型	治则	方药
乳食内积证	消乳化食，和中导滞	乳积者：消乳丸；食积者：保和丸
脾虚夹积证	健脾助运，消食化滞	健脾丸
脾失健运证	调和脾胃，运脾开胃	不换金正气散
脾胃气虚证	健脾益气，佐以助运	异功散加味
脾胃阴虚证	滋脾养胃，佐以助运	养胃增液汤

考点　急惊风

急惊风的诊断要点、西医急救处理

诊断要点	①接触疫病，暴受惊恐；有明显的原发疾病。②发热，四肢抽搐，颈项强直，角弓反张，神志昏迷。③中枢神经系统感染——神经系统检查病理反射（+）
西医急救处理	①一般处理：侧卧，解开衣领，清除口、鼻、咽分泌物和呕吐物，上下磨牙间安放牙垫。②抗惊厥药物：首选地西泮，其次应用苯巴比妥效果好，维持时间长，副作用少。③病因治疗：控制高热——物理降温，降低颅压——脱水治疗

急惊风的中医辨证论治

惊风八候	证型	治法	方药
搐、搦、颤、掣、反、引、窜、视	感受风邪证	疏风清热，息风定惊	银翘散
	温热疫毒，邪陷心肝证	平肝息风，清心开窍	羚角钩藤汤 + 紫雪丹
	温热疫毒，气营两燔证	清气凉营，息风开窍	清瘟败毒饮
	湿热疫毒证	清热化湿，解毒息风	黄连解毒汤
	暴受惊恐证	镇静安神，平肝息风	琥珀抱龙丸

中西医结合儿科学

第 九 篇

针灸学

第一单元　经络系统

考点　十二经脉

十二经脉的分布规律

十二经脉	四肢	分布
三阴经	上肢	太阴在前，厥阴在中，少阴在后
	下肢	内踝上 8 寸以下：厥阴在前，太阴在中，少阴在后
		内踝上 8 寸以上：太阴在前，厥阴在中，少阴在后
三阳经	上肢、下肢	阳明在前，少阳在中，太阳在后

十二经脉与脏腑器官的联络

经脉名称（按流注顺序）	联络的脏腑	联络的器官
手太阴肺经	肺、大肠、胃口	喉咙
手阳明大肠经	大肠、肺	下齿、口、鼻
足阳明胃经	胃、脾	鼻、上齿、口唇、喉咙
足太阴脾经	脾、胃、心	咽、舌本、舌下

续表

经脉名称（按流注顺序）	联络的脏腑	联络的器官
手少阴心经	心、小肠、肺	咽、目系
手太阳小肠经	小肠、心、胃	咽、目内外眦、耳中、鼻
足太阳膀胱经	膀胱、肾	目内眦、耳上角、脑
足少阴肾经	肾、膀胱、肺、心、肝	喉咙、舌本
手厥阴心包经	心包、三焦	
手少阳三焦经	三焦、心包	耳后、耳上角、耳中、目锐眦
足少阳胆经	胆、肝	目锐眦、耳后、耳中、耳前
足厥阴肝经	肝、胆、胃、肺	阴器、目系、唇内

十二经脉的循行走向、交接规律、气血循环流注★

分类	循行走向	交接规律	气血循环流注（歌诀）
记忆点	手三阴从胸走手	阳经与阴经（互为表里）在手足末端相交	肺大胃脾心小肠，膀肾胞焦胆肝肺
	手三阳从手走头	阳经与阳经（同名经）在头面部相交	
	足三阳走头走足	相互衔接的阴经与阴经在胸中相交	
	足三阴从足走腹		

考点 奇经八脉★

名称	循行分布	功能
任脉（阴脉之海）	前正中线	①沟通相近经脉。②统摄经脉气血。③协调阴阳。④蓄积、渗灌十二经气血
督脉（阳脉之海）	后正中线	
冲脉（十二经脉之海、血海）	腹部第 1 侧线	
带脉	横行腰部	
阴跷脉	下肢内侧、眼	
阳跷脉	下肢外侧、肩、头	
阴维脉	下肢内侧、腹部第 3 侧线、颈部	
阳维脉	下肢外侧、肩、头项	

第二单元 腧穴的主治特点和规律

考点 主治特点

主治特点	治疗	规律
近治作用	局部及邻近组织器官	腧穴所在，主治所在
远治作用	远隔部位的组织器官	经脉所过，主治所及
特殊作用	①双向的良性调整作用。②相对特异的治疗	

考点 主治规律

主治规律概述

主治规律	概念
分经主治规律	某一经脉所属的腧穴均可治疗该经循行部位及其相应脏腑的病证。"宁失其经，勿失其穴"
分部主治规律	处于身体某一部位的腧穴均可治疗该部位及某类病证

十四经脉腧穴分经主治规律 ★

手三阴经分经主治规律表

经名	本经主治	二经相同主治	三经相同主治
手太阴肺经	肺、喉病		
手厥阴心包经	心、胃病	神志病	胸部病
手少阴心经	心病		

手三阳经分经主治规律表

经名	本经主治	二经相同主治	三经相同主治
手阳明经	前头、鼻、口、齿病		
手少阳经	侧头、胁肋病	目病、耳病	目病，咽喉病，热病
手太阳经	后头、肩胛病，神志病		

足三阳经分经主治规律表

经名	本经主治	二经相同主治	三经相同主治
足阳明经	前头、口齿、咽喉病，胃肠病		
足少阳经	侧头、耳、项、胁肋病，胆病	眼病	神志病，热病
足太阳经	后头、项、背腰病，肛肠病		

针灸学

足三阴经分经论治规律表

经名	本经主治	二经相同主治	三经相同主治
足太阴经	脾胃病		
足厥阴经	肝病	前阴病	腹部病，妇科病
足少阴经	肾病、肺病、咽喉病		

任脉、督脉分经主治规律表

经名	本经主治	二经相同主治
任脉	中风脱证，虚寒，下焦病	神志病，脏腑病，妇科病
督脉	中风，昏迷，热病，头面部病	

第三单元　特定穴★

考点　五输穴

五输穴概述

分布	肘膝关节以下
分类	所出为井，所溜为荥，所注为输，所行为经，所入为合
属性	阴井金，阳井木
主病	井主心下满，荥主身热，输主体重节痛，经主喘咳寒热，合主逆气而泄
治疗	春刺井，夏刺荥，季夏刺输，秋刺经，冬刺合

十二经脉五输穴

经脉	井	荥	输	经	合
手太阴肺经	少商	鱼际	太渊	经渠	尺泽
手厥阴心包经	中冲	劳宫	大陵	间使	曲泽
手少阴心经	少冲	少府	神门	灵道	少海
足太阴脾经	隐白	大都	太白	商丘	阴陵泉

续表

经脉	井	荥	输	经	合
足厥阴肝经	大敦	行间	太冲	中封	曲泉
足少阴肾经	涌泉	然谷	太溪	复溜	阴谷
手阳明大肠经	商阳	二间	三间	阳溪	曲池
手少阳三焦经	关冲	液门	中渚	支沟	天井
手太阳小肠经	少泽	前谷	后溪	阳谷	小海
足阳明胃经	厉兑	内庭	陷谷	解溪	足三里
足少阳胆经	足窍阴	侠溪	足临泣	阳辅	阳陵泉
足太阳膀胱经	至阴	通谷	束骨	昆仑	委中

考点　原穴、络穴

原穴、络穴概述

	原穴（阴经之输并于原）	络穴
分布	腕踝关节附近	肘膝关节以下
作用	诊断和治疗疾病	加强表里两经联系

十二原穴和十五络穴

经脉	原穴	络穴	经脉	原穴	络穴
手太阴肺经	太渊	列缺	手阳明大肠经	合谷	偏历
手厥阴心包经	大陵	内关	手少阳三焦经	阳池	外关
手少阴心经	神门	通里	手太阳小肠经	腕骨	支正
足太阴脾经	太白	公孙	足阳明胃经	冲阳	丰隆
足厥阴肝经	太冲	蠡沟	足少阳胆经	丘墟	光明
足少阴肾经	太溪	大钟	足太阳膀胱经	京骨	飞扬
任脉		鸠尾	督脉		长强
脾之大络		大包			

考点 背俞穴、募穴

五脏	背俞穴	募穴	六腑	背俞穴	募穴
肺	肺俞	中府	大肠	大肠俞	天枢
心	心俞	巨阙	小肠	小肠俞	关元
心包	心包俞	膻中	三焦	三焦俞	
脾	脾俞	章门	胃	胃俞	中脘

针灸学

续表

五脏	背俞穴	募穴	六腑	背俞穴	募穴
肾	肾俞	京门	膀胱	膀胱俞	中极
肝	肝俞	期门	胆	胆俞	日月

考点　八脉交会穴

八脉交会穴	所通八脉	八脉交会穴	所通八脉
公孙	冲脉	内关	阴维脉
外关	阳维脉	足临泣	带脉
后溪	督脉	申脉	阳跷脉
列缺	任脉	照海	阴跷脉

考点　八会穴

八会	穴名	八会	穴名
气会	膻中	脏会	章门
血会	膈俞	腑会	中脘
脉会	太渊	骨会	大杼
筋会	阳陵泉	髓会	绝骨

考点 郄穴

阴经	郄穴	阳经	郄穴
手太阴肺经	孔最	手阳明大肠经	温溜
手厥阴心包经	阴郄	手少阳三焦经	会宗
手少阴心经	郄门	手太阳小肠经	养老
足太阴脾经	地机	足阳明胃经	梁丘
足厥阴肝经	中都	足少阳胆经	外丘
足少阴肾经	水泉	足太阳膀胱经	金门
阴维脉	筑宾	阳维脉	阳交
阴蹻脉	交信	阳蹻脉	跗阳

考点 下合穴

六腑	下合穴	六腑	下合穴
大肠	上巨虚	胃	足三里
小肠	下巨虚	膀胱	委中
三焦	委阳	胆	阳陵泉

针灸学

第四单元 腧穴的定位方法

骨度分寸定位法 ★

部位	起止点	折量寸	说明
头面部	前发际正中至后发际正中	12	用于确定头部腧穴的纵向距离
	眉间（印堂）至前发际正中	3	用于确定头前部腧穴的纵向距离
	两额角发际（头维）之间	9	用于确定头前部腧穴的横向距离
	耳后两完骨（乳突）之间	9	用于确定头后部腧穴的横向距离
胸腹胁部	胸骨上窝（天突）至剑胸联合中点（歧骨）	9	用于确定胸部任腧穴的纵向距离
	胸剑联合中点（歧骨）至脐中	8	用于确定上腹部腧穴的纵向距离
	脐中至耻骨联合上缘（曲骨）	5	用于确定下腹部腧穴的纵向距离
	两乳头之间	8	用于确定胸腹部腧穴的横向距离
	腋窝顶点至第 11 肋游离端（章门）	12	用于确定胁肋部腧穴的纵向距离
	两肩胛骨喙突内侧缘之间	12	用于确定胸部腧穴的横向距离
背腰部	肩胛骨内缘至后正中线	3	用于确定背腰部腧穴的横向距离

部位	起止点	折量寸	说明
上肢部	腋前、后纹头至肘横纹	9	用于确定上臂部腧穴的纵向距离
	肘横纹至腕掌（背）侧远端横纹	12	用于确定前臂部腧穴的纵向距离

部位	起止点	折量寸	说明
下肢部	耻骨联合上缘至髌底	18	用于确定大腿内侧部腧穴的纵向距离
	髌底至髌尖	2	
	髌尖至内踝尖	15	用于确定小腿内侧部腧穴的纵向距离
	阴陵泉至内踝尖	13	
	股骨大转子至腘横纹	19	用于确定大腿前外侧部腧穴的纵向距离
	臀沟至腘横纹	14	用于确定大腿后部腧穴的纵向距离
	腘横纹至外踝尖	16	用于确定小腿外侧部腧穴的纵向距离
	内踝尖至足底	3	用于确定足内侧部腧穴的纵向距离

针灸学

第五单元 十二经脉循行

十二经脉循行（一）

	手阳明大肠经	足阳明胃经
循行要点	①出髃骨之前廉。②上出于柱骨之会上。③入下齿中	①起于鼻，交頞中，旁纳太阳之脉。②入上齿中，下交承浆。③出大迎，循颊车，上耳前，过客主人。④中趾内间，中趾外间，入大趾间

十二经脉循行（二）

	足太阴脾经	足厥阴肝经	足少阴肾经
循行要点	①起于大趾之端。②交出厥阴之前。③连舌根，散舌下。④上膈，注心中	①起于大趾丛毛。②上踝8寸交出太阴之后。③入毛中，环阴器。④循喉咙之后，上入颃颡	①起于小趾之下，斜走足心，出于然谷。②循内踝之后，别入跟中。②循喉咙，夹舌本。④络心，注胸中

十二经脉循行（三）

	手少阳三焦经	足少阳胆经	手太阳小肠经
循行要点	①起于小指次指之端。②循臑外上肩，却交出足少阳之后。③布膻中，散络心包。④直出耳上角，以屈下颊至颇。⑤从耳后入耳中，出走耳前，过客主人，前交颊，至目锐眦	①起于目锐眦，上抵头角。②行手少阳之前，至肩上，却交出手少阳之后。③从耳后入耳中，出走耳前，至目锐眦后。④循胁里，出气街，绕毛际，横入髀厌。⑤入小趾次指之间	①起于小指之端。②出肩后，绕肩胛，交肩上。③上颊，至目锐眦，却入耳中

第六单元　十四经腧穴

考点　手太阴肺经腧穴

穴位	主治		定位
尺泽	①肺系实热性病证（鼻衄、咯血、咳嗽气喘、咽喉肿痛）。②肘臂挛痛	急性吐泻，中暑，小儿惊风	肘横纹上，肱二头肌桡侧缘凹陷中
列缺	肺系疾患（咳嗽、气喘、咽痛）	头面疾患，手腕痛	腕横纹上1.5寸，拇短伸肌腱和拇长展肌腱之间
太渊		无脉症，腕臂痛	桡骨茎突与舟状骨之间的凹陷，拇长展肌腱尺侧凹陷中
鱼际	肺系热性病证	掌中热，小儿疳积	第1掌骨桡侧中点赤白肉际处
少商		高热，昏迷，癫狂，指肿，麻木	拇指桡侧，指甲根上0.1寸

考点 手阳明大肠经腧穴

穴位	主治		定位
商阳	①五官疾病（头痛，目赤肿痛，鼻衄，齿痛，口眼㖞斜，耳聋）②热病。③上肢疼痛	昏迷、手指麻木	食指桡侧，指甲根上0.1寸
合谷		①发热恶寒外感。②经闭、滞产。③针麻	手背，第2掌骨桡侧的中点
手三里	①上肢病证。②腹痛腹泻。③咽肿齿痛		阳溪和曲池连线，肘横纹下2寸
曲池		①热病眩晕。②皮外科（湿疹）。③癫狂	尺泽与肱骨外上髁连线中点凹陷
肩髃	肩、上肢病证，隐疹		肩峰外侧前下方凹陷
迎香	鼻病，口㖞，胆道蛔虫症		鼻翼外缘中点旁

考点 手厥阴心包经腧穴

穴位	主治		定位
曲泽	心胸病证	胃痛呕血，热病中暑	肱二头肌腱的尺侧凹陷
郄门		热性出血证，疔疮癫痫	腕横纹上5寸

穴位	主治	定位
内关	心与神志疾患，胃痛呕吐，肘臂挛痛，中风头痛	腕横纹上 2 寸
劳宫	急症（中风、昏迷、中暑），心与神志疾患，口疮口臭，鹅掌风	握拳，中指尖下

考点 手太阳小肠经腧穴

穴位	主治		定位
少泽	乳痈、乳少、热病昏迷，头面五官病		小指末节尺侧，指甲根上 0.1 寸
后溪	肩肘腰背痛	盗汗，疟疾	手内侧，第 5 掌指关节尺侧近端赤白肉际凹陷中
养老		目视不明	腕背横纹上 1 寸，尺骨头桡侧凹陷
天宗	肩胛疼痛，乳痈，气喘		肩胛冈中点与肩胛下角连线上 1/3
听宫	齿痛，耳鸣，耳聋，癫、狂、痫		耳屏正中与下颌髁状突之间的凹陷

考点 手少阳三焦经腧穴

穴位	主治		定位
中渚	五官病证，消渴，肩腕痛，疟疾		第 4 掌指关节近端凹陷
外关	热病，耳鸣耳聋，胁肋痛，瘰疬	上肢不遂	腕背横纹上 2 寸
支沟		便秘	腕背横纹上 3 寸

穴位	主治	定位
肩髎	肩臂不遂，风疹	肩峰外侧后下方凹陷
翳风	耳聋耳鸣，口眼㖞斜，牙闭颊肿	耳垂后方，乳突下端前方凹陷处
丝竹空	头痛，目赤肿痛，齿痛，癫痫	眉梢凹陷处

考点 手少阴心经腧穴

穴位	主治		定位	
少海	心病，上肢病证，瘰疬，癔病，头项痛		平肘横纹，肱骨内上髁前缘	
通里	心病	舌强不语，腕臂痛	腕横纹上1寸	尺侧腕屈肌腱桡侧
阴郄		骨蒸盗汗，吐血衄血	腕横纹上0.5寸	
神门	心与神志病证	高血压，胸胁痛	腕横纹上	
少冲		热病	小指末节桡侧，指甲根上0.1寸	

考点 足少阴肾经腧穴

穴位	主治			定位
涌泉	肺系病证	妇科疾病,男科疾病	急症、神志病证,奔豚,足心热	足心最凹陷处
太溪			五官热性病证,消渴,腰脊足踝痛、下肢厥冷	内踝尖与跟腱之间凹陷处
照海	五官热性病证,精神神志病证			内踝尖下1寸,内踝下缘边际凹陷
复溜	胃肠疾患,水肿汗证,腰腿痛			太溪上2寸,跟腱前缘

考点 足太阴脾经腧穴

穴位	一般主治	特殊主治	定位
隐白	脾胃病证	妇科病,出血证,癫狂多梦,惊风	大趾末节内侧,趾甲根后0.1寸
公孙		心烦失眠,狂证,奔豚	第1跖骨基底部前下方赤白肉际
三阴交	脾胃病证,妇科病证,下肢痿痹	①不孕、滞产。②心悸失眠。③阴虚诸证。④湿疹、荨麻疹。⑤遗精、遗尿	内踝尖上3寸,胫骨后缘
阴陵泉		小便不利,水肿,黄疸,遗精,遗尿	胫骨内侧髁下缘与胫骨内侧缘之间
血海	妇科病	①湿疹、丹毒。②膝内侧痛	髌底内侧端上2寸,股内肌隆起处

考点　足厥阴肝经腧穴

穴位	主治		定位
大敦	妇科病证，男科病证，泌尿病证	癫痫善寐	足大趾末节外侧，趾甲根后 0.1 寸
行间		肝经风热证，胸胁满痛	第 1/2 趾间，趾蹼后赤白肉际
太冲	妇科病证，男科病证，下肢痿痹，肝经风热证，肝胃病证		第 1/2 跖骨，跖骨底结合部前方凹陷
期门	肝胃病证，奔豚，乳痈		胸部，第 6 肋间隙，前正中线旁开 4 寸

考点　足阳明胃经腧穴

穴位	主治		定位
地仓	面口病证（口喝、齿痛、牙关不利、颊肿）		口角旁 0.4 寸
颊车			咬肌隆起处
下关		耳聋耳鸣	颧弓下缘中央与下颌切迹之间凹陷处
头维	头目病证		额角发际上 0.5 寸，头正中线旁 4.5 寸
天枢	月经不调，痛经		脐旁 2 寸
归来		疝气	脐下 4 寸

续表

穴位	主治		定位	
足三里	胃肠病证，下肢痿痹	神志病，乳痈，肠痈，强壮保健	犊鼻下 3 寸，胫骨前嵴外 1 横指	犊鼻与解溪连线上
上巨虚			犊鼻下 6 寸	
丰隆		头痛眩晕，癫狂，咳嗽痰多	条口旁 1 寸	
内庭	五官热病，胃病，足背肿痛，跖趾关节痛		第 2、3 趾间，趾蹼缘后方凹陷处	

考点　足太阳膀胱经腧穴

足太阳膀胱经腧穴（一）

穴位	主治			定位
睛明	目疾	急性腰扭伤		目内眦内上方眶内凹陷
攒竹			眉棱骨痛，呃逆	眉头凹陷
天柱			后头痛，癫狂痫，鼻塞	横平 C_2 棘突，斜方肌外侧凹陷

穴位	主治		定位	
肺俞	肺疾	阴虚病证，皮肤病	T₃ 棘突下	后正中线旁开1.5寸
心俞		心与神志病证，盗汗遗精	T₅ 棘突下	
膈俞	上逆之证，血证，阴虚病证，皮肤病		T₇ 棘突下	
肝俞	肝胆病证，目疾，癫狂痫，脊背痛		T₉ 棘突下	
脾俞	胃肠疾患，多食消瘦，背痛		T₁₁ 棘突下	
肾俞	腰痛腹泻	头晕耳鸣，男科妇科	L₂ 棘突下	
大肠俞			L₄ 棘突下	
次髎	男科病证,妇科病证,小便不利,腰骶痛,下肢痿痹		第2骶后孔	

足太阳膀胱经腧穴（二）

穴位	主治		定位
委中	腰腿痛，小便不利，急性吐泻，丹毒疔疮		腘横纹中点
承山	腰腿痛，便秘痔疮，腹痛疝气		腓肠肌两肌腹与肌腱交角
昆仑	头痛目眩，癫、狂、痫，腰腿痛	后头痛，项强，滞产	外踝尖与跟腱之间凹陷
申脉			外踝下缘与跟骨间凹陷
至阴	头痛目痛，胎位不正，滞产，鼻塞鼻衄		足小趾甲角侧后方0.1寸

针灸学

考点　足少阳胆经腧穴

穴位	主治		定位
听会	齿痛口㖞，耳聋耳鸣		耳屏间切迹与下颌骨髁状突间
阳白	眼睑瞤动，视物模糊		眉上 1 寸；瞳孔直上
风池	内风外风，目赤肿痛，鼻衄咽痛		胸锁乳突肌上端与斜方肌上端间的凹陷
环跳	下肢痿痹	风疹	股骨大转子最凸点与骶管裂孔连线外 1/3 与内 2/3 交点处
风市		遍身瘙痒	手贴大腿，中指尖所指凹陷
阳陵泉		黄疸胁痛，吞酸口苦，小儿惊风	腓骨小头前下凹陷
悬钟		痴呆中风，项强胁痛，脚气	外踝尖上 3 寸，腓骨前缘
丘墟		目疾，疟疾，足内翻，足下垂	外踝前下方，趾长伸肌腱外侧凹陷
足临泣	偏头痛，月经不调，乳痈		第 4、5 跖骨底结合部的前方，第 5 趾长伸肌腱外侧凹陷

考点 督脉腧穴

穴位	主治		定位	
腰阳关	腰脊痛，下肢痿痹，妇科病证，男科病证		L₄棘突下	后正中线
大椎	项脊痛，神志病证	身热外感，骨蒸潮热，风疹痤疮	C₇棘突下	
哑门		舌强不语	C₂棘突上	
百会	头面病证，神志病证，痴呆健忘，中风失语，下陷性病证		前发际正中直上5寸	
水沟	急危重症，神志病证，鼻口病证，闪挫腰痛，风水面肿		人中沟上1/3	
印堂	痴呆健忘，头痛眩晕，鼻病，小儿惊风，产后血晕，子痫		两眉内侧中间	

针灸学

考点 任脉腧穴

穴位	主治		定位	
中极	妇科病证，男科病证，泌尿系统	元气虚损病证，肠腑病证，保健灸常用穴	脐下 4 寸	前正中线上
关元			脐下 3 寸	
气海			脐下 1.5 寸	
神阙	元阳暴脱，肠腑病证，水肿，小便不利；保健灸常用穴		脐中央	
中脘	腹痛，腹胀，呕吐，胃痛，黄疸，癫狂，脏躁，失眠，哮喘		脐上 4 寸	
膻中	①胸中气机不畅（咳喘，闷痛，呃逆）。②乳少，乳痈，乳癖		第 4 肋间隙	
廉泉	①咽喉口舌病证（中风失语，吞咽困难，口舌生疮）		舌骨上凹陷	
承浆	①口面部病证（口㖞流涎）。②暴喑。③癫痫		颏唇沟正中凹陷处	

考点 奇穴

穴位	主治		定位
四神聪	①头痛眩晕。	失眠，健忘，癫痫	百会前后左右各旁开 1 寸，共 4 穴
太阳	②目疾	面瘫面痛	眉梢与目外眦之间，向后约 1 横指凹陷

穴位		主治		定位	
夹脊	上胸部	心肺、上肢病证		正中线旁 0.5 寸	T$_{1\sim5}$棘突下，一侧 17 穴
	下胸部	胃肠病证			
	腰部	腰腹、下肢病证			
外劳宫		①落枕。②手臂肿痛。③脐风		手背	2/3 掌骨间，掌指关节后 0.5 寸
十宣		①昏迷癫痫。②高热咽痛。③手指麻木		手指	十指尖端，距指甲游离缘 0.1 寸
膝眼		①膝痛腿痛。②脚气		屈膝，髌韧带两侧凹陷	
胆囊		①急慢性胆囊炎	下肢痿痹	腓骨小头直下 2 寸	
阑尾		①急慢性阑尾炎。②消化不良		犊鼻下 5 寸，胫骨前缘旁一横指	

第七单元　毫针刺法

考点　针刺准备

体位	适用部位
仰卧位	头、面、胸、腹部和上、下肢
侧卧位	身体侧面少阳经和上、下肢
俯卧位	头、项、脊背、腰尻部和下肢背侧及上肢
仰靠坐位	前头、颜面和颈前
俯伏坐位	后头和项、背部
侧伏坐位	头部的一侧、面颊及耳前后

考点　进针方法

进针方法	适用的针具/适用部位
指切进针法	短针
夹持进针法	长针
舒张进针法	皮肤松弛部位
提捏进针法	皮肉浅薄部位，如印堂穴

考点　针刺角度

分类	概念		应用
直刺	针身与皮肤呈90°	垂直刺入	人体大部分
斜刺	针身与皮肤呈45°		肌肉浅薄处或深部有重要脏器
平刺	针身与皮肤呈15°		皮薄肉少部位

考点　针刺补泻

补泻手法	补法	泻法
捻转补泻	捻转角度小，用力轻，频率慢，操作时间短，结合拇指向前、食指向后者	捻转角度大，用力重，频率快，操作时间长，结合拇指向后、食指向前者
疾徐补泻	徐入疾出，少捻转	疾入徐出，多捻转
提插补泻	先浅后深，重插轻提，提插幅度小，频率慢，操作时间长者	先深后浅，轻插重提，提插幅度大，频率快，操作时间长者
迎随补泻	顺经为补	逆经为泻
呼吸补泻	呼气时进针，吸气时出针	吸气时进针，呼气时出针
开阖补泻	出针后迅速揉按针孔	出针时摇大针孔而不立即揉按
平补平泻	进针得气后均匀地提插、捻转后即可出针	

针灸学

第八单元 灸法

考点 间接灸

间接灸分类	功效	主治
隔姜灸	解表散寒，温中止呕	外感表证，虚寒性呕吐，腹泻，腹痛
隔蒜灸	清热，解毒，杀虫	肿疮疡，毒虫咬伤，哮喘，脐风，肺痨
隔盐灸	温中散寒，扶阳固脱	虚寒性呕吐，泄泻，腹痛，虚脱，产后血晕
隔附子饼灸	温肾壮阳	命门火衰而致的遗精，阳痿，早泄

第九单元　治疗总论

考点　治疗总论

针灸治疗原则			补虚泻实，清热温寒，治病求本
针灸治疗作用			疏通经络，扶正祛邪，调和阴阳
针灸处方	选穴原则		近部选穴，体现了"腧穴所在，主治所及"
			远部选穴，体现了"经络所过，主治所及"
			辨证选穴，如肾阴不足导致的虚热选肾俞、太溪
			对症选穴，如发热取大椎、痰多取丰隆
	配穴方法	按部配穴	远近配穴，如眼病以精明、风池、光明相配
			上下配穴，如头项强痛，上取大椎，下配昆仑
			前后配穴，如肺病前取中府，后取肺俞
			左右配穴，如胃痛取双侧足三里、梁丘
		按经配穴	本经配穴，体现了"不盛不虚，以经取之"，如咳嗽取中府、太渊
			表里经配穴，如风热袭肺的感冒、咳嗽，选肺经的尺泽配大肠经的曲池、合谷
			同名经配穴，体现了"同气相通"，如阳明经头痛，取手阳明经的合谷配足阳明经的内庭

第十单元 内科病证的针灸治疗

考点 头痛★

治法	调和气血，通络止痛	
主穴	百会、太阳、风池、阿是穴、合谷	
配穴	太阳头痛	天柱、后溪、昆仑
	阳明头痛	印堂、内庭
	少阳头痛	率谷、外关、足临泣
	厥阴头痛	四神聪、太冲、内关
	风寒头痛	风门、列缺
	风热头痛	曲池、大椎
	风湿头痛	头维、阴陵泉
	肝阳头痛	太溪、太冲
	痰浊头痛	中脘、丰隆
	瘀血头痛	血海、膈俞
	血虚头痛	脾俞、足三里

考点 面瘫 ★

治法	祛风通络，疏调经筋	
主穴	攒竹、阳白、四白、颧髎、颊车、地仓、合谷、太冲	
配穴	风寒外袭	风池、风府
	风热侵袭	外关、关冲
	气血不足	足三里、气海
	眼睑闭合不全	鱼腰、丝竹空、申脉
	鼻唇沟变浅	迎香
	人中沟歪斜	水沟
	颏唇沟歪斜	承浆
	乳突部疼痛	翳风
	舌麻、味觉减退	廉泉

考点　中风★

	中风——中经络	中风——中脏腑		
治法	疏通经络，醒脑调神	闭证：平肝息风，醒脑开窍		脱证：回阳固脱
主穴	水沟、内关、三阴交、极泉、尺泽、委中	水沟、十二井、太冲、丰隆、劳宫		关元、神阙
配穴	肝阳暴亢：太冲、太溪	上肢不遂：肩髃、曲池、手三里、合谷		口角㖞斜：地仓、颊车、合谷、太冲
	风痰阻络：丰隆、合谷	下肢不遂：环跳、足三里、风市、阳陵泉、悬钟、太冲		语言謇涩：廉泉、通里、哑门
	痰热腑实：曲池、内庭、丰隆	肢体拘挛	肘部：曲泽	吞咽困难：廉泉、金津、玉液
			腕部：大陵	
			膝部：曲泉	
	气虚血瘀：气海、血海、足三里		踝部：太溪	
			足内翻：丘墟透照海	
			足外翻：太溪、中封	
	阴虚风动：太溪、风池		足下垂：解溪	

考点 眩晕

	实证	虚证
治法	平肝潜阳，化痰定眩	益气养血，填精定眩
主穴	百会、风池、太冲、内关	百会、风池、肝俞、肾俞、足三里
配穴	肝阳上亢：行间、侠溪、太溪	气血两虚：气海、脾俞、胃俞
	痰湿中阻：头维、中脘、丰隆	肾精不足：太溪、悬钟、三阴交

考点 面瘫★

治法	祛风通络，疏调经筋
主穴	攒竹、阳白、四白、颧髎、颊车、地仓、合谷、太冲
配穴	风寒外袭：风池、风府
	风热侵袭：外关、关冲
	气血不足：足三里、气海
	眼睑闭合不全：鱼腰、丝竹空、申脉
	鼻唇沟变浅：迎香
	人中沟歪斜：水沟
	颏唇沟歪斜：承浆

续表

	乳突部疼痛：翳风
	舌麻、味觉减退：廉泉

考点　不寐

治法	舒脑宁心，安神利眠	
主穴	百会、安眠、神门、三阴交、照海、申脉	
配穴	心脾两虚	心俞、脾俞
	心肾不交	太溪、肾俞
	心胆气虚	心俞、胆俞
	肝火扰神	行间、侠溪
	脾胃不和	足三里、内关
	噩梦多	厉兑、隐白
	头晕	风池、悬钟
	重症不寐	夹脊、四神聪

考点　感冒

治法	祛风解表	
主穴	列缺、合谷、风池、大椎、太阳	
配穴	风寒感冒	风门、肺俞
	风热感冒	曲池、尺泽
	夹湿	阴陵泉
	夹暑	委中
	体虚感冒	足三里
	咽喉疼痛	少商、商阳

考点　哮喘

	实证	虚证
治法	驱邪肃肺，化痰平喘	补益肺肾，止哮平喘
主穴	列缺、尺泽、肺俞、中府、定喘	肺俞、肾俞、膏肓、太渊、太溪、定喘、足三里
配穴	风寒外袭：风门、合谷	肺气虚：气海
	痰热阻肺：丰隆、曲池	肾气虚：关元
	喘甚：天突	

考点 胃痛、呕吐

	胃痛	呕吐
治法	和胃止痛	和胃理气，降逆止呕
主穴	中脘、内关、足三里	中脘、内关、足三里（内关、中脘用泻法）
配穴	寒邪客胃：胃俞	寒邪客胃：上脘、胃俞
	饮食伤胃：梁门、下脘	饮食停滞：梁门、天枢
	肝气犯胃：期门、太冲	肝气犯胃：期门、太冲
	瘀血停胃：膈俞、三阴交	痰饮内停：丰隆、公孙
	脾胃虚寒：脾俞、胃俞、关元	脾胃虚寒：脾俞、胃俞
	胃阴不足：胃俞、三阴交、内庭	热邪内蕴：合谷、金津、玉液

考点 便秘

治法	理肠通便
主穴	天枢、大肠俞、上巨虚、支沟

配穴	热秘：合谷、曲池	
	气秘：太冲、中脘	
	阴伤津亏：照海、太溪	
	冷秘：神阙、关元	
	虚秘：足三里、脾俞、气海	

考点　腰痛

治法	通经止痛	
主穴	大肠俞、阿是穴、委中	
配穴	督脉病证	后溪
	足太阳经证	申脉
	寒湿腰痛	命门、腰阳关
	瘀血腰痛	膈俞、次髎
	肾虚腰痛	肾俞、太溪

考点　痹证

治法	通络止痛	
主穴	阿是穴、局部经穴	
配穴	行痹	膈俞、血海
	痛痹	肾俞、关元
	着痹	阴陵泉、足三里
	热痹	大椎、曲池

第十一单元　妇儿科病证、骨伤科病证的针灸治疗

考点　月经不调

	月经先期	月经后期	月经先后不定期
治法	调理冲任，清热调经	温经散寒，行血调经	调补肝肾，理血调经
主穴	关元、三阴交、血海	气海、三阴交、归来	关元、三阴交、肝俞

配穴	实热：行间；虚热：太溪	寒凝：关元、命门	肝郁：期门、太冲
	气虚：足三里、脾俞	血虚：足三里、血海	肾虚：肾俞、太溪
	月经过多：隐白		

考点　痛经

	实证	虚证
治法	行气活血，调经止痛	调补气血，滋养冲任
取经	任脉、足太阴经	
		足阳明经
主穴	中极、次髎、地机、三阴交	关元、足三里、三阴交
配穴	气滞血瘀：太冲、血海	气血虚弱：气海、脾俞
	寒凝血瘀：关元、归来	肾气亏虚：太溪、肾俞

考点 崩漏

	实证	虚证
主穴	关元、三阴交、隐白	气海、三阴交、肾俞、足三里
配穴	血热：中极、血海	脾虚：百会、脾俞
	血瘀：血海、膈俞	肾虚：肾俞、太溪
	湿热：中极、阴陵泉	
	气郁：膻中、太冲	

考点 遗尿

治法	调理膀胱，温肾健脾	
主穴	关元、中极、膀胱俞、三阴交	
配穴	肾气不足	肾俞、命门、太溪
	脾肺气虚	肺俞、气海、足三里
	肝经郁热	行间、阳陵泉
	夜梦多	百会、神门

考点　落枕

治法	舒经活络，调和气血	
主穴	外劳宫、天柱、阿是穴、后溪、悬钟	
配穴	病在督脉、太阳经	大椎、束骨
	病在少阳经	风池、肩井
	风寒袭络	风池、合谷
	气滞血瘀	内关、合谷
	肩痛	肩髃
	背痛	天宗

针灸学

第 十 篇

诊断学基础

第一单元　症状学

考点　发热

热型 ★

热型	概念		临床意义
稽留热	39℃~40℃，24小时波动不超过1℃，达数天或数周		肺炎链球菌，伤寒
弛张热	39℃以上，24小时波动超过2℃，都在正常水平以上		败血症，重症肺结核，化脓性炎症
波状热	逐渐升至39℃以上	高热期与无热期各持续数天	布氏杆菌
回归热	急骤升至39℃以上		霍奇金病
间歇热	骤升至高峰，高热期持续数小时，间歇期持续数天		疟疾，急性肾盂肾炎
不规则热	发热的体温曲线无一定规律		结核病，肺炎，心内膜炎，胸膜炎

诊断学基础

考点 胸痛

胸痛的问诊要点

问诊要点	临床表现	临床意义
部位	一侧肋间神经分布区域疼痛	带状疱疹
	第1、2肋软骨疼痛	非化脓性肋软骨炎
	胸骨后、心前区疼痛，牵涉左肩背、左臂内侧	心绞痛，急性心梗
	胸骨后疼痛	食管，膈和纵隔肿瘤
	患侧的腋前线及腋中线疼痛	自发性气胸，急性腹膜炎
性质	剧烈疼痛，伴恐惧、濒死感	心肌梗死
	尖锐刺痛、撕裂痛，呼吸时加重，屏气时消失	干性胸膜炎
	胸部闷痛	原发性肺癌，纵隔肿瘤
	突发剧烈刺痛、绞痛，伴呼吸困难与发绀	肺梗死
诱因、缓解因素	胸痛在体力活动后减轻	心脏神经症
	因深呼吸与咳嗽而加剧	胸膜炎，自发性气胸
伴随症状	咳嗽、咳痰	急慢性支气管炎，肺炎
	咯血	肺炎，肺脓肿

考点　腹痛

腹痛的问诊要点

问诊要点	临床表现	临床意义
部位	中上腹痛	胃、十二指肠疾病，急性胰腺炎
	右上腹痛	肝、胆疾患
	脐周/上腹痛，数小时后转至右下腹	急性阑尾炎早期
性质与程度	慢性、周期性、节律性中上腹隐痛	消化性溃疡
	胀痛，于呕吐后减轻	幽门梗阻
	剧烈绞痛	胆石症，泌尿道结石，肠梗阻
诱发/缓解因素	①胆囊炎发作前有进油腻食物史。②急性胰腺炎发作前有暴饮暴食、酗酒史。③十二指肠溃疡腹痛发生在空腹，进食或服碱性药后缓解。④胃溃疡疼痛在进食后发作	
伴随症状	寒战，高热	急性化脓性胆管炎，肝脓肿
	血尿	尿路结石
	血便	急性菌痢，肠套叠
	腹胀，呕吐隔日食物	幽门梗阻
	腹胀，呕吐，停止排便排气	肠梗阻

诊断学基础

考点 咳嗽与咳痰

咳嗽与咳痰的问诊要点

问诊要点	临床表现	临床意义
性质	干性咳嗽	急性咽喉炎，急性支气管炎
时间与节律	突发咳嗽	急性咽喉炎，气管异物
	阵发性咳嗽	支气管肺癌，百日咳
	长期慢性咳嗽、晨咳	慢支，支扩，肺脓肿
	夜咳	左心衰，肺结核
音色	声音嘶哑	声带炎，喉炎，喉癌
	金属调	纵隔肿瘤，支气管癌
	犬吠样	喉头水肿或气管受压
	鸡鸣样	百日咳
痰的性质与量	分层现象	支扩，肺脓肿
	黄绿色	铜绿假单胞菌
伴随症状	伴高热、胸痛	肺炎，肺脓肿，脓胸，胸膜炎
	伴呼吸困难	喉头水肿，喉肿瘤，慢性阻塞性肺疾病

考点 咯血

咯血的问诊要点

问诊要点	临床表现	临床意义
量及性状	大量咯血（每日超过 500mL）	空洞型肺结核，支扩，肺脓肿
	中等咯血（每日 100～500mL）	二尖瓣狭窄
伴随症状	发热	肺结核，肺炎链球菌肺炎
	脓痰	支扩，肺脓肿

咯血与呕血的鉴别

	咯血	呕血
病因	肺结核，支扩，肺癌，心脏病	消化性溃疡，肝硬化，胆道出血
出血前症状	喉部痒感，胸闷，咳嗽	上腹部不适，恶心呕吐
出血方式	咯出	呕出，喷射状
出血血色	鲜红	暗红，棕色
血中混有物	痰，泡沫	食物残渣，胃液
有无黑便	无	有

诊断学基础

考点 呼吸困难

呼吸困难的临床表现

呼吸困难的分类		临床表现	临床意义
肺源性	吸气性	吸气费力, 三凹征, 伴干咳与高调吸气性喉鸣	喉头水肿, 支气管肿瘤
	呼气性	呼气费力, 呼气时间延长而缓慢, 干啰音	支气管哮喘, 慢阻肺
	混合性	吸、呼气都困难, 呼吸浅快, 病理性呼吸音	重症肺炎, 大块肺梗死
心源性	劳累性呼困	体力活动加重	
	端坐呼吸	平卧时加重	
	夜间阵发性	坐起咳喘, 面色青紫, 呼吸哮鸣音, 粉红色痰	左心衰竭
中毒性	代谢性酸中毒	库斯莫尔呼吸	
	药物中毒	潮式呼吸	
中枢性		呼吸深慢	脑出血, 颅压增高
癔症性		发作浅表、频数, 换气过度	呼吸性碱中毒

考点 恶心与呕吐

恶心与呕吐的病因

反射性呕吐	①咽部受刺激。②胃、十二指肠疾病。③肠道疾病。④肝、胆、胰与腹膜病变
中枢性呕吐	①中枢神经系统疾病：颅内感染，脑血管疾病，颅脑损伤，癫痫。②全身性疾病：感染，内分泌与代谢紊乱，休克，缺氧，中暑。③药物反应与中毒

恶心与呕吐的问诊要点

问诊要点	临床表现	临床意义
呕吐物性质	隔日食物	幽门梗阻
	咖啡色	上消化道出血
	粪臭	低位肠梗阻
伴随症状	伴发热	感染
	伴剧烈头痛	颅内压升高
	伴剧烈腹痛	急性阑尾炎，急性胰腺炎，急性肠梗阻，胆石症
	伴眩晕	前庭器官疾病

诊断学基础

考点 呕血与黑便

呕血与黑便的问诊要点

问诊要点	临床表现	临床意义
出血量	>5mL	大便隐血试验（+）
	>60mL	黑便
	300mL	呕血
	>400 mL	头昏眼花，口干乏力
	>800～1000mL	周围循环衰竭
伴随症状	伴慢性上腹痛，反酸	消化性溃疡
	伴肝掌，腹水	肝硬化
	伴皮肤黏膜出血	血液病，急性传染病
	伴右上腹痛、黄疸、寒战高热	急性梗阻性化脓性胆管炎

考点 黄疸★

分类	病因	临床表现	实验室检查			
			血清胆红素	尿胆原	尿胆红素	其他
溶血性	各种溶血性贫血	急性：寒战高热头痛；慢性：贫血黄疸脾大	总胆红素↑	↑	（-）	粪胆素↑
肝细胞性	肝炎，肝硬化，肝癌，钩端螺旋体病	黄疸呈浅黄至深黄，乏力倦怠，食欲缺乏，出血倾向，肝脾大	结合/非结合↑	↑	（+）	转氨酶↑
阻塞性	肝外梗阻性黄疸，肝内胆汁淤积	黄疸深而色暗，皮肤瘙痒，心率减慢	结合↑	↓	（+）	大便灰白色

诊断学基础

考点 意识障碍

分类		临床表现/意义
病因		感染，脑循环障碍，颅脑占位/外伤，癫痫，内分泌与代谢障碍，心血管疾病，中毒
临床表现	嗜睡	持续睡眠，轻刺激唤醒，反应迟钝，刺激停止后徐徐入睡
	昏睡	处于熟睡状态，不易唤醒，强刺激唤醒很快入睡
	昏迷	意识丧失，任何刺激都不能唤醒
	意识模糊	有简单精神活动，定向力障碍
	谵妄	意识模糊伴错觉
伴随症状及其意义	伴发热	严重感染
	伴呼吸异常	缓慢：药物中毒，颅内高压；深大：尿毒症，糖尿病酮症酸中毒
	伴高血压	脑出血，高血压脑病
	伴脑膜刺激征	脑膜炎，蛛网膜下腔出血
	伴瞳孔异常	散大：酒精中毒，癫痫；缩小：有机磷中毒，海洛因中毒

第二单元 检体诊断

考点 基本检查法

常见叩诊音★

叩诊音	生理意义	病理意义
清音	正常肺部	
鼓音	胃泡区，腹部	肺空洞，气胸，气腹
过清音		肺气肿
浊音	被肺覆盖的肝脏、心脏	肺组织含气减少
实音	心、肝	大量胸腔积液，肺实变

嗅诊常见异常气味及临床意义

嗅诊内容	气味	临床意义
呕吐物	粪臭味	肠梗阻
	浓烈酸味	幽门梗阻或狭窄

诊断学基础

续表

嗅诊内容	气味	临床意义
呼气味	蒜味	有机磷中毒
	氨味	尿毒症
	烂苹果味	糖尿病酮症酸中毒
	腥臭味	肝性脑病
痰液	血腥味	大咯血
	恶臭	支扩、肺脓肿
脓液	恶臭	气性坏疽可能

考点 全身状态检查

面容检查

常见面容	临床表现	临床意义
黏液性水肿面容	面色苍白，颜面浮肿，睑厚面宽，毛发稀疏	甲减
二尖瓣面容	双颊暗红，口唇发绀	二尖瓣狭窄，风心病
伤寒面容	无欲状态，表情淡漠，反应迟钝	伤寒，脑炎
苦笑面容	苦笑状，牙关紧闭，面肌痉挛	破伤风

常见面容	临床表现	临床意义
满月面容	面圆如满月，发红，伴胡须、痤疮	①肾上腺皮质功能亢进。②长期用肾上腺皮质激素
肢端肥大症面容	头大，耳鼻大，面长唇舌厚，下颌增大前凸，眉弓及两颧隆起	肢端肥大症
面具面容	面部呆板，无表情	震颤麻痹，脑炎

体位及步态检查

分类		临床意义
体位检查	被动体位	极度衰弱，意识丧失
	强迫体位 强迫仰卧位	急性腹膜炎
	强迫侧卧位	一侧胸膜炎，胸腔积液
	强迫坐位	心肺功能不全
	辗转体位	胆绞痛，肾绞痛，肠绞痛
	角弓反张	破伤风，小儿脑膜炎

诊断学基础

续表

分类		临床意义
步态检查	蹒跚步态	佝偻病，大骨节病
	醉酒步态	小脑疾病
	共济失调步态	小脑或脊髓后索疾病
	慌张步态	震颤麻痹
	剪刀步态	脑瘫或截瘫
	痉挛性偏瘫步态	脑血管疾病后遗症
	间歇性跛行	下肢动脉硬化

考点 皮肤检查

皮疹、皮下出血、蜘蛛痣、皮下结节、皮下气肿检查

类别		临床表现	临床意义
皮疹	斑疹	发红，不隆起皮面	斑疹伤寒，丹毒，风湿性多形性红斑
	玫瑰疹	鲜红，压之褪色，松开复现	伤寒，副伤寒
	丘疹	隆起皮面	药疹，麻疹，湿疹，猩红热
	斑丘疹	丘疹周围有皮肤发红的底盘	风疹，药疹，猩红热
	荨麻疹	隆起于皮肤的鲜红或苍白风团	皮肤变态反应
皮下出血	瘀点	≤2mm	
	紫癜	3～5mm	造血系统疾病，重症感染
	瘀斑	>5mm	
蜘蛛痣		压迫痣中心，血管网褪色，松开复现	慢性肝炎，肝硬化
皮下结节		直径2～3mm，无压痛、活动	结缔组织病，囊虫病
皮下气肿		触诊有握雪感，听诊皮下有捻发音	胸部外伤，肺部疾患，胸腔引流

诊断学基础

考点　淋巴结检查★

临床表现	临床意义
局部淋巴结肿大	①非特异性淋巴结炎：口腔内炎症→颌下淋巴结肿大。②淋巴结结核。③恶性肿瘤淋巴结转移：腹腔脏器癌肿转移→左锁骨上淋巴结肿大
全身淋巴结肿大	①淋巴细胞性白血病。②淋巴瘤。③传染性单核细胞增多症。④系统性红斑狼疮

考点　头部检查

头颅检查

临床表现	临床意义
小颅	囟门过早闭合
方颅	小儿佝偻病，先天性梅毒
巨颅	脑积水
前囟隆起	脑膜炎，颅内出血
前囟凹陷	脱水，极度消瘦

眼部检查

部位	临床表现	临床意义
结膜	滤泡、乳头	沙眼
	散在出血点	亚急性感染性心内膜炎
	片状出血	高血压，动脉硬化
角膜	黄色、棕褐色环（凯－费环）	肝豆状核变性（铜代谢障碍）
眼球	双眼球突出	甲亢
	单眼球突出	局部炎症，眶内占位性病变
	眼压增高	青光眼
	眼压降低	脱水，眼球萎缩
瞳孔	双侧瞳孔缩小	虹膜炎，有机磷中毒，药物影响
	双侧瞳孔扩大	濒死状态，药物影响
	对光反射减弱或消失	昏迷
	调节和辐辏反射消失	动眼神经受损

诊断学基础

口腔检查——口唇、口腔黏膜

部位	临床表现	临床意义
口唇	深红	急性发热性疾病
	发绀	呼吸衰竭，心力衰竭
	疱疹	单纯疱疹病毒感染
口腔黏膜	黏膜下出血或瘀斑	出血性疾病，维 C 缺乏
	第二磨牙颊黏膜见针头大小白色斑点	麻疹
	对称性充血肿胀伴小出血点	猩红热，风疹
	慢性复发性口疮，无痛性溃疡	系统性红斑狼疮
	鹅口疮	白色念珠菌感染

口腔检查——龈、齿、舌、腮腺、咽、扁桃体

部位	临床表现	临床意义
牙龈	水肿	牙周炎
	游离缘见蓝灰色点线	铅中毒

部位	临床表现		临床意义
牙齿	中切牙切缘呈月牙形凹陷且牙间隙分离过宽		先天性梅毒
	单纯齿间隙过宽		肢端肥大症
舌	草莓舌		长期发热，猩红热
	镜面舌		恶性贫血
	牛肉舌		糙皮病
腮腺	肿大		腮腺炎，腮腺肿瘤
咽	充血，红肿，黏膜腺分泌增多		急性咽炎
	充血，粗糙，淋巴滤泡呈簇状增殖		慢性咽炎
扁桃体	Ⅰ度：不超过咽腭弓	充血水肿，伴不易剥离的假膜	白喉
	Ⅱ度：超过咽腭弓		
	Ⅲ度：超过咽后壁中线		

诊断学基础

• 443 •

考点　颈部检查

临床表现		临床意义
颈静脉怒张		右心功能不全，缩窄性心包炎，心包积液
颈动脉搏动明显		主动脉瓣关闭不全，甲亢，高血压，严重贫血
甲状腺肿大	Ⅰ度：能触及，不能看出	单纯性甲状腺肿，甲亢，甲状腺肿瘤
	Ⅱ度：能看到，胸锁乳突肌以内	
	Ⅲ度：超过胸锁乳突肌外缘	
气管	向健侧移位	大量胸腔积液，气胸，纵隔肿瘤
	向患侧移位	肺不张，胸膜粘连

考点　胸壁及胸廓检查

部位	临床表现	临床意义
胸廓	桶状胸	慢性阻塞性肺气肿
	漏斗胸，鸡胸	佝偻病
乳房	红、肿、热、痛伴硬结包块，全身中毒症状	急性乳腺炎
	粘连，质地硬，橘皮样皮肤伴腋窝淋巴结转移	乳腺癌
	肿块质地软，边缘光滑，形态规整，有一定活动度	乳腺囊性增生，乳腺纤维瘤

考点　肺和胸膜检查★

　　肺与胸膜的视诊、触诊、叩诊、听诊

<table>
<tr><th colspan="2"></th><th>临床表现</th><th>临床意义</th></tr>
<tr><td rowspan="3">视诊</td><td colspan="2">库斯莫尔呼吸：呼吸深大</td><td>酸中毒</td></tr>
<tr><td colspan="2">潮式呼吸：浅慢→深快，深快→浅慢，停止片刻</td><td>脑炎，颅压增高</td></tr>
<tr><td colspan="2">间停呼吸：深度相同的呼吸，间隔一段时间</td><td>临终极危征象</td></tr>
<tr><td rowspan="3">触诊</td><td colspan="2">语颤加强（或听觉语音增强）</td><td>肺实变，压迫性肺不张，浅大肺空洞</td></tr>
<tr><td colspan="2">语颤减弱（或听觉语音减弱）</td><td>气液过多，气管阻塞，胸膜粘连</td></tr>
<tr><td colspan="2">腋中线 5～7 肋间隙，胸膜摩擦感</td><td>胸膜炎，胸膜肿瘤</td></tr>
<tr><td rowspan="3">叩诊</td><td colspan="2">浊音与实音</td><td>肺组织含气量减少，胸腔积液</td></tr>
<tr><td colspan="2">鼓音</td><td>胸腔积气，肺大疱，空洞性肺结核</td></tr>
<tr><td colspan="2">过清音</td><td>肺气肿，支气管哮喘</td></tr>
<tr><td rowspan="4">听诊</td><td rowspan="2">正常</td><td>支气管呼吸音：正常人在喉、胸骨上窝、背部 $C_6 \sim T_2$ 闻及</td><td></td></tr>
<tr><td>支气管肺泡呼吸音：正常人在胸骨角、肩胛间 $T_{3/4}$、右肺尖闻及</td><td></td></tr>
<tr><td rowspan="2">病理</td><td>肺泡呼吸音增强</td><td>进入肺泡的空气↑（运动、发热、甲亢）</td></tr>
<tr><td>肺泡呼吸音减弱</td><td>进入肺泡的空气↓（肋骨软化、支气管炎）</td></tr>
</table>

诊断学基础

啰音、胸膜摩擦音检查

		听诊特点	临床意义
啰音检查	干啰音	呼气明显，多变，调高	支气管病变
	湿啰音	吸气明显，固定，咳嗽减轻	肺与支气管病变
胸膜摩擦音检查		吸气末、呼气初明显	①胸膜炎症。②胸膜肿瘤。③胸膜脱水

呼吸系统常见疾病的体征 ★

检查项目 \ 病名		肺实变	肺气肿	胸腔积液	阻塞性肺不张	气胸
视诊	胸廓	对称	桶状胸	患侧减弱	下陷	患侧饱满
	呼吸动度	患侧减弱	两侧减弱	减弱		
触诊	气管	居中		偏向健侧	偏向患侧	偏向健侧
	语颤加强	√				
	语颤减弱		√	√	√	√

检查项目	病名	肺实变	肺气肿	胸腔积液	阻塞性肺不张	气胸
叩诊	清音	√		√		
	浊音					√
	鼓音		√			
	过清音	√				
听诊	支气管呼吸音	√		√		
	支气管肺泡呼吸音					√
	肺泡呼吸音增强		√			
	肺泡呼吸减弱	√				

诊断学基础

考点　心脏、血管检查

心脏视诊、触诊、叩诊

		临床表现	临床意义
视诊	心尖搏动	左移	右室增大
		健侧移位	一侧胸腔积液，气胸
		患侧移位	一侧肺不张，胸膜粘连
		强度增加	左室肥大，甲亢，发热，严重贫血
		强度减弱	心肌病变，胸腔积液，积气，肺气肿
		负性心尖搏动	心包粘连
触诊	心脏震颤		先心病，瓣膜狭窄
	心包摩擦感		干性心包炎
叩诊	浊音界变小		肺气肿，胸壁厚
	浊音界外移		胸腔积液，积气
	靴形		主动脉瓣关闭不全，高血压性心脏病
	梨形		二尖瓣狭窄
	烧瓶形		心包积液

心律、心音听诊 ★

		临床表现	临床意义
心律听诊		**房颤**：心律绝对不规则、S_1 强弱不等、脉搏短绌	二尖瓣狭窄，甲亢
心音听诊	心音增强	$S_1 \uparrow$	发热，甲亢，二尖瓣狭窄
		$A_2 \uparrow$	高血压，动脉粥样硬化
		$P_2 \uparrow$	肺动脉高压，二尖瓣狭窄，室间隔缺损
	心音减弱	$S_1 \downarrow$	心肌炎，心肌病，心肌梗死，二尖瓣关闭不全
		$A_2 \downarrow$	低血压，主动脉瓣狭窄和关闭不全
		$P_2 \downarrow$	肺动脉瓣狭窄或关闭不全
	心音分裂	S_1 心音分裂	完全性右束支传导阻滞，右心衰，二尖瓣狭窄
		S_2 心音分裂	肺动脉瓣区明显
	奔马律	舒张早期奔马律	心肌功能严重障碍
	开瓣音	二尖瓣开放拍击音	二尖瓣狭窄而瓣膜弹性尚好

诊断学基础

收缩期杂音听诊 ★

听诊区＼特征	二尖瓣区	主动脉瓣区	肺动脉瓣区	胸骨左缘 3/4 肋间
时期	全收缩期，遮盖 S_1	不遮盖 S_1		
性质	递减型吹风样，粗糙响亮	喷射性/吹风样，粗糙响亮，递增–递减	喷射性，粗糙响亮	粗糙响亮
强度	3/6 以上		3/6 以上	3/6 以上
传导	左腋下/左肩胛下	颈部	四肢背部	心前区
体位	左侧卧位明显			
临床意义	二尖瓣关闭不全、二尖瓣脱垂	主动脉瓣狭窄	先天肺动脉瓣狭窄	室间隔缺损

舒张期杂音听诊 ★

特征 \ 听诊区	二尖瓣区	主动脉瓣区	肺动脉瓣区
时期	舒张中晚期		
性质	隆隆样杂音，低调局限，递增型	叹气样，递减型	叹气样，柔和，递减型
传导		胸骨下端左侧或心尖部	
体位	左侧卧位明显	坐位呼气末	卧位吸气末
临床意义	二尖瓣狭窄	风湿性主动脉瓣关闭不全	二尖瓣狭窄

血管检查

血管检查	特征	临床意义
毛细血管搏动征	甲床或口唇黏膜被压后红白交替的节律性搏动	主动脉关闭不全
水冲脉	脉搏骤起骤降，急促有力	主动脉瓣关闭不全，甲亢，动脉导管未闭
交替脉	节律正常而强弱交替	高血压性心脏病，冠心病
重搏脉		伤寒，梗阻性肥厚型心肌病
奇脉	吸气时脉搏明显减弱	心包积液，缩窄性心包炎

诊断学基础

循环系统常见疾病的体征 ★

心脏检查	病名	二尖瓣狭窄	二尖瓣关闭不全	主动脉瓣狭窄	主动脉瓣关闭不全	右心衰	心包积液
视诊	心尖搏动	左移	左下	左下	左下		减弱
触诊	震颤	舒张期	收缩期	收缩期	抬举搏动	肝大	肝大
周围血管征				迟脉	水冲脉		奇脉
叩诊	浊音界	梨形	左下扩大	左下扩大	靴形	扩大	烧瓶状
听诊	心音	S_1亢进	S_1减弱	S_1减弱			
	杂音 部位	心尖部	心尖部	主动脉瓣区	主动脉瓣第二听诊区	剑突下	心音遥远，心率加快
	时期	舒张中晚期	全收缩期	全收缩期	舒张期	舒张早期	
	性质	隆隆样杂音	吹风样粗糙	喷射性粗糙	叹气样	奔马律	
	强度	局限递增	3/6 以上	递增－递减	递减型		
	传导		左腋下、左肩胛下角	颈部			
	体位	左侧卧位		前倾坐位			

考点　腹部检查

腹部视诊、触诊、叩诊、听诊

	临床表现		临床意义
视诊	腹壁静脉曲张		肝门静脉，上下腔静脉阻塞
	胃肠型/蠕动波		幽门梗阻/肠梗阻
	腹式呼吸减弱或消失		急腹症，腹膜炎，腹水，巨大肿瘤
触诊	板状腹		急性弥漫性腹膜炎
	揉面感		结核性腹膜炎
	反跳痛		炎症波及腹膜壁层
叩诊	胃泡鼓音区扩大/缩小		扩大见于幽门梗阻；缩小见于胸腔积液、心包积液、肝脾肿大
	移动性浊音		肝硬化，右心衰，肾病综合征，渗出性腹膜炎
听诊	肠鸣音亢进/减弱		亢进见于机械性肠梗阻；减弱见于老年性便秘、腹膜炎、低血钾
	振水声（冲击触诊法）		幽门梗阻，胃扩张
	血管杂音	上腹部	肾动脉狭窄
		腹中部	腹主动脉瘤、腹主动脉狭窄
		脐周	肝硬化门脉高压侧支循环建立

诊断学基础

腹部常见疾病的体征

检查＼病名	肝硬化门脉高压	急性腹膜炎	肠梗阻
视诊	肝病面容	急性病容	
	蜘蛛痣，肝掌	强迫仰卧位，腹式呼吸消失	腹部呼吸减弱，肠型及蠕动波
触诊	质硬，脾大，腹水	腹膜刺激征（腹壁紧张＋压痛＋反跳痛）	腹壁紧张，压痛
叩诊	肝浊音区缩小，移动性浊音（＋）		鼓音明显
听诊	肠鸣音正常	肠鸣音减弱	①机械性肠梗阻：肠鸣音亢进呈金属调。②麻痹性肠梗阻——肠鸣音减弱

考点　肛门、直肠检查

临床表现	临床意义
触痛	肛裂，感染
触痛伴波动感	肛门、直肠周围脓肿
柔软包块	息肉
坚硬包块	直肠癌

考点 脊柱与四肢检查

	临床表现	临床意义
脊柱检查	后凸	佝偻病，结核病，强直性脊柱炎
	前凸	大量腹水，腹腔巨大肿瘤
	侧凸	胸膜肥厚/粘连，畸形
	压痛	脊柱结核，外伤，软组织劳损
	叩击痛	脊柱结核，骨折，腰椎间盘突出
四肢检查	匙状甲	缺铁性贫血
	杵状指	支扩，先心病
	指关节变形	类风湿关节炎
	膝内/外翻	佝偻病，大骨节病
	膝关节变形	风湿性关节炎活动期，结核性关节炎
	足内/外翻	先天畸形，脊髓灰质炎后遗症
	肢端肥大	肢端肥大症

诊断学基础

考点 神经系统检查

运动功能检查

检查项目		临床表现	临床意义
肌力	0级	无肢体活动，无肌肉收缩，完全瘫痪	
	1级	无肢体活动，有肌肉收缩	
	2级	肢体能水平移动，不能抬起	
	3级	肢体能抬离床面，不能抵抗阻力	
	4级	肢体能做抵抗阻力的动作，但较正常差	
肌张力		肌张力过低或消失	周围神经炎，前角灰质炎，小脑病变
		折刀样肌张力增高	锥体束损伤
		铅管样肌张力增高	锥体外系损伤
不自主运动		静止性震颤	帕金森病
		动作性震颤	小脑疾患
		扑翼样震颤	肝性脑病
		舞蹈症	儿童脑风湿病变
共济运动		动作笨拙不协调	小脑性、感觉性、前庭性共济失调

感觉功能检查

感觉障碍的类型	临床表现	临床意义
末梢型	手套，袜套状，远端重	末梢神经病变
神经根型	节段或带状，躯干横向，四肢纵向	根性病变
脊髓横贯型	病变水平以上正常，以下各种感觉、运动均消失	脊髓横贯
内囊型	对侧偏身感觉障碍伴偏瘫	脑血管病
脑干型	分离性感觉障碍	脑干病变
皮质型	上肢或下肢感觉障碍	顶叶病变

神经反射检查★

检查项目	临床表现	临床意义
浅反射	角膜反射减弱或消失	三叉神经、面神经病变
	腹壁反射消失	昏迷，急性腹膜炎，锥体束病损
	提睾反射消失	第1、2腰椎及锥体束局部病变
深反射	深反射减弱	末梢神经、神经根炎，脊髓灰质炎，脑或脊髓休克状态
病理反射	脑膜刺激征阳性	脑膜炎，颅内压增高，蛛网膜下腔出血
	拉赛格征阳性	坐骨神经痛，腰骶神经根炎，腰椎间盘突出

第三单元　实验室诊断

考点　血液的一般检查★

检查项目	正常值		临床意义	
	男性	女性	数值增加	数值减少
血红蛋白 (g/L)	120~160	110~150	血液浓缩，缺氧，真性红细胞增多症	造血原料不足，造血功能障碍，红细胞破坏或丢失过多
红细胞 (10^{12}/L)	4~5.5	3.5~5		
白细胞 中性	(4~10) ×10^9/L		急性感染，内出血，中毒性痢疾	病毒感染，药物，理化因素
白细胞 嗜酸			变态反应，寄生虫，血液病	伤寒，副伤寒
白细胞 淋巴			病毒或杆菌感染，血液病	放射线，应用皮质激素
血小板	(100~300) ×10^9/L		真性红细胞增多症，出血性血小板增多症，白血病	生成障碍，破坏亢进
网织红细胞	(24~84) ×10^9/L		反应骨髓造血功能	

检查项目	正常值		临床意义	
	男性	女性	数值增加	数值减少
血沉 （mm/h）	$0 \sim 15$	$0 \sim 20$	炎症，组织损伤，恶性肿瘤， 高球蛋白血症，贫血	

考点 血栓与止血检查

检查项目	临床意义	
	数值升高	数值降低
出血时间	血小板异常，毛细血管壁异常，凝血因子缺乏	
血小板粘附实验	血栓前状态，血栓性疾病	血友病，尿毒症，白血病
凝血时间	凝血因子/凝血酶原/纤维蛋白原减少	DIC，脑血栓

考点 骨髓检查

增生程度	成熟红细胞：有核细胞	有核细胞（%）	常见原因
极度活跃	1:1	>50	各种白血病
明显活跃	10:1	$10 \sim 50$	白血病，增生性贫血，骨髓增殖性疾病
活跃	20:1	$1 \sim 10$	正常，某些贫血
减低	50:1	$0.5 \sim 1$	非重型再障，粒细胞减少或缺乏
极度减低	200:1	<0.5	重型再障

诊断学基础

考点 肝脏病实验室检查

检查项目	检查结果	临床意义
血清总胆红素（STB）、结合胆红素（CB）、非结合胆红素（UCB）	STB > 17.1μmol/L	可诊断为黄疸
	STB 34.2～171μmol/L	轻度黄疸
	STB > 342μmol/L	高度黄疸
	UCB 增高为主	溶血性黄疸
	三者均增高	肝细胞性黄疸
	CB 增高为主	阻塞性黄疸
尿胆红素	阳性	肝细胞性黄疸
	强阳性	阻塞性黄疸
	阴性	溶血性黄疸
尿胆原	增高	肝细胞性黄疸
	降低	阻塞性黄疸
	明显增高	溶血性黄疸
ALT/AST	增高	急性病毒性肝炎，肝硬化

检查项目	检查结果	临床意义
碱性磷酸酶	增高	胆道阻塞，肝脏疾病，用于黄疸的鉴别，骨骼疾病
γ–谷氨酰转移酶	增高	胆道阻塞性疾病，肝脏疾病
乳酸脱氢酶	增高	急性心肌梗死，急慢性活动性肝炎
抗–HBs（＋）	阳性	注射过乙肝疫苗/曾感染过 HBV，目前 HBV 已被清除
抗–HBc（＋）	阳性	肝细胞受乙肝病毒侵害，HBV 在体内持续复制
抗–HBe（＋）	阳性	HBV 大部分被清除或抑制

考点　肾功能检查

检查项目	检查结果	临床意义
内生肌酐清除率	正常	$80 \sim 120mL/min$
	降低	早期肾损害，判断肾小球损害的敏感指标
血肌酐	增高	肾小球滤过功能减退，器质性肾损害
尿素氮	增高	肾血流不足，蛋白分解过多，急/慢性肾衰，慢性肾炎，肾结核

诊断学基础

续表

检查项目	检查结果	临床意义
β_2 - 微球蛋白	增高	肾小球滤过功能下降
尿浓缩稀释试验		原发性肾小球疾病，肾小管疾病，高血压病肾功能失代偿期

考点　酶学检查

检查项目	临床意义（↑）	特征
血清淀粉酶	急性胰腺炎	6 ~ 12h↑，12 ~ 24h 达高峰，2 ~ 5 日后恢复，正常值 800 ~ 1800U/L
尿淀粉酶		12 ~ 24h↑，3 ~ 10 日后恢复正常
肌酸激酶（CK）	急性心梗（AMI）	4 ~ 10h↑，12 ~ 36h 高峰，3 ~ 4 天后恢复正常
肌钙蛋白 T	急性心梗的确定性标志物，判断微小心肌损伤	

考点 常用生化检查

检查项目	正常值 mmol/L	临床意义	
		升高	降低
血钾	3.5~5.5	急慢性肾功能不全,肾上腺皮质功能不全	①低钾饮食。②呕吐,腹泻
血钠	135~145	①输注大量高渗盐水。②原发性醛固酮增多症	①幽门梗阻。②利尿激素过多。③经尿、皮肤失钠过多
血钙	2.25~2.58	①吸收增加。②溶骨增强	①摄入不足。②成骨增加
空腹血糖	3.9~6.1	①诊断糖尿病。②肢端肥大症,皮质醇增多症,甲亢	①肾上腺皮质激素、生长激素缺乏。②肝糖原储存缺乏
血清总胆固醇	<5.2	①动脉粥样硬化,冠心病。②肾病综合征,糖尿病,甲减	① 甲亢。② 重症肝病 / 恶性贫血 / 肾上腺皮质功能减退
血清甘油三酯	<1.7		

诊断学基础

考点 免疫学检查

检查项目	检查结果	临床意义
血清免疫球蛋白	增高	慢性感染，慢性肝炎，肝癌，红斑狼疮，类风湿关节炎
	降低	免疫缺陷
血清补体	增高	急性炎症，组织损伤，妊娠，恶性肿瘤
	降低	大量消耗（肾小球肾炎、系统性红斑狼疮），合成不足
肥达反应	伤寒 "O" >1：80，"H" >1：160	伤寒
	"O" 不高、"H" 高	曾接种过伤寒疫苗
	"O" 高、"H" 不高	感染早期，沙门菌
抗链球菌溶血素 "O"	增高	溶血性链球菌感染，急性肾小球肾炎，活动性风湿热
甲胎蛋白	增高	原发性肝癌最特异标志物
癌胚抗原	增高	消化器官癌症
血清癌抗原125	增高	卵巢癌
糖链抗原19－9	增高	胰腺癌

考点 尿液检查

一般性状检查

检查项目	临床表现	临床意义
尿量	尿量 1000 ~ 2000mL/24h	正常
	尿量 >2500mL/24h	多尿
	尿量 <400mL/24h	少尿
	尿量 <100mL/24h	无尿
颜色	血尿	泌尿系结石、炎症、结核，凝血障碍
	血红蛋白尿	溶血性贫血，蚕豆病
	胆红素尿	阻塞性/肝细胞性黄疸
	乳糜尿	丝虫病
	脓尿和菌尿	肾盂肾炎，膀胱炎
气味	烂苹果味	糖尿病酮症酸中毒
	氨味	膀胱炎，慢性尿潴留
尿比重	尿比重增高	急性肾小球肾炎，糖尿病，失水
	尿比重减低	尿崩症，慢性肾炎，急性肾衰

诊断学基础

化学检查、显微镜检查

	检查项目		临床意义
化学检查	蛋白尿（尿蛋白定性实验阳性/定量试验 >150mg/24h）		①肾小球性：肾小球疾病。②肾小管性：肾盂肾炎，间质性肾炎，中毒性肾病，肾移植。③混合性：慢性肾炎，糖肾，狼疮肾。④组织性：肾脏肾炎
	尿糖		①糖尿病，甲亢，库欣综合征。②精神刺激，颅脑外伤。③慢性肾炎
	尿酮体		糖尿病酮症酸中毒，妊娠呕吐，重症不能进食
显微镜检查	红细胞		镜下血尿 >3/HP——急/慢性肾小球肾炎，急性膀胱炎，肾结石
	白/脓细胞		镜下脓尿 >5/HP——肾盂肾炎，膀胱炎，尿道炎，肾结核
	管型	透明管型	肾实质病（肾病综合征）
		细胞管型	红细胞管型——急性肾炎，慢性肾炎急性发作，狼疮性肾炎
			白细胞管型——肾盂肾炎，间质性肾炎
		颗粒管型	急、慢性肾炎及肾小球损害
		蜡样管型	慢性肾炎晚期
		脂肪管型	肾病综合征
	菌落		尿路感染（ $>10^5$/mL）

考点 粪便检查

检查项目	临床表现	临床意义
一般性状检查	米泔水样	霍乱
	冻状便	过敏性结肠炎
	鲜血便	肠道下段出血
	柏油样	上消化道出血
	灰白色	阻塞性黄疸
	细条状	直肠癌
	绿色便	消化不良
	黏液脓样	痢疾，溃疡性结肠炎，直肠癌
	稀果酱样	阿米巴痢疾
显微镜检查	白细胞增多	肠道炎症
	红细胞增多	肠道下段炎症或出血
	巨噬细胞增多	菌痢，直肠炎
化学检查	隐血试验阳性（出血量＞5mL）	消化性溃疡活动期
	粪胆原及粪胆素	增多——溶血性疾病；减少——阻塞性黄疸

诊断学基础

考点 痰液检查

	检查项目	临床表现	临床意义
一般性状检查	颜色	血性	肺癌，肺结核，支扩
		粉红色泡沫样	急性肺水肿
		铁锈色	肺炎链球菌肺炎
		黄色	化脓性感染
		黄绿色	绿脓杆菌感染，干酪性肺炎
		棕褐色	阿米巴肺脓肿
	性状	黏液性	支气管炎，支气管哮喘，早期肺炎
		浆液性	肺水肿
		脓性	肺脓肿，支扩
		血性	肺结核，支扩，肺癌
镜检	直接涂片	白细胞增多	化脓性感染
		红细胞增多	呼吸道出血性疾病
		鳞状上皮细胞增多	急性喉炎，咽炎
		柱状上皮细胞增多	支气管哮喘，支气管炎

考点　浆膜腔穿刺液检查

漏出液与渗出液的鉴别

类别	漏出液	渗出液
原因	非炎症所致	炎症，肿瘤，物理化学刺激
外观	淡黄，浆液性	不定，黄色、脓性、血性、乳糜性等
透明度	透明或混浊	混浊
凝固性	不自凝	自凝
比重	<1.018	>1.018
黏蛋白定性	（-）	（+）
蛋白质定量	<25g/L	>30g/L
葡萄糖定量	≈血糖	<血糖
LDH活性	正常	增高
细胞计数	$<100 \times 10^6/L$	$>500 \times 10^6/L$
细胞分类	淋巴细胞为主，无病菌	中性和淋巴为主，有病菌

诊断学基础

考点　脑脊液检查

常见中枢神经系统疾病的脑脊液特点

	化脓性脑膜炎	结核性脑膜炎	病毒性脑膜炎	蛛网膜下腔出血	脑脓肿	脑肿瘤
压力	↑↑↑	↑↑	↑	↑	↑↑	↑↑
外观	混浊脓性	微浊，毛玻璃样	清晰或微浊	血性	无色或黄色	
细胞	↑↑↑中性粒	↑↑淋巴		↑↑红细胞	↑淋巴	
蛋白定性	＋＋＋以上	＋～＋＋＋	＋～＋＋		＋	±～＋
蛋白定量	↑↑↑	↑↑	↑	↑	↑	↑
葡萄糖	↓↓↓	↓↓	正常			
氯化物	↓	↓↓				
细菌	有	结核杆菌	无	无	有或无	无

第四单元 心电图诊断

考点 常见异常心电图

常见病证		心电图表现
心房肥大	左房肥大	P 波增宽，呈双峰型，多见于二尖瓣狭窄，故称"二尖瓣型 P 波"
	右房肥大	P 波高尖，Ⅱ、Ⅲ、aVF 明显，又称"肺型 P 波"
心室肥大	左室肥大	①QRS 波群电压增高、时间延长。②T 波低平、双向。③电轴左偏
	右室肥大	①QRS 波群形态改变。②电轴右偏
心肌梗死		T 波倒置，S－T 段抬高，坏死型 Q 波
心律失常	室早	提前出现宽大畸形的 QRS 波，其前无提前出现的 P 波，完全性代偿间歇
	房早	提早出现的房性 P 波，不完全代偿间歇
	房颤	P 波消失，代以 f 波，R－R 间距绝对不规则
	室颤	QRS－T 消失，出现形状不一、大小不等、极不规则的心室颤动波

诊断学基础

续表

常见病证		心电图表现
	房室传导阻滞	一度：P–R 间期延长，窦性 P 波后均有 QRS 波群
		二度 I 型：P 波规律出现，P–R 间期进行性延长，直至 P 波后无 QRS 波群
		二度 II 型：P–R 间期恒定，部分 P 波后无 QRS 波群（心室漏搏）
		三度：P 波与 QRS 完全无关，心房率 > 心室率，QRS 波群形态正常

第十一篇

药理学

第一单元　药物作用的基本原理

考点　药物对机体的作用

药物作用的基本规律

基本规律			概念
选择性			多数药物在适当剂量下，只对少数器官组织起作用
量效关系	剂量	无效量	不出现效应的剂量
		最小有效量（阈剂量）	刚引起效应的剂量
		治疗量	对多数病人有效又不会中毒
		最大有效量	起最大效应而不中毒
	效应	量反应	药物效应强弱用数量表示（血压、心率、血脂）
		质反应	药物效应强弱用阳性/阴性表示（死亡、惊厥、麻醉）
	量效曲线	强度	药物作用强弱的程度
		效能	药物产生的最大效应
		量效变化速度	斜率大的药物剂量稍有增减，效应即有明显变化
		差异	个体差异
	半数效应量		S曲线在效应50%处的剂量为半数效应量（半数有效量、半数致死量）
	治疗指数		药物安全性的指标

药理学

药物的不良反应

分类	概念	举例
副作用	药物在治疗剂量时产生与治疗目的无关的作用	
毒性反应	药物剂量过大、时间过长引起的机体损害性反应	巴比妥类引起呼吸抑制
变态反应	即过敏反应	巴比妥类引起皮疹、发热
后遗效应	停药后血药浓度降至阈浓度以下残存的药理效应	服巴比妥类催眠药后,困倦头晕
继发反应	药物发挥治疗作用所引起的不良后果	长期服用抗生素,肠道菌群失衡
致畸作用	药物影响胚胎正常发育而引起畸胎	
药物依赖性	连用某药物后,产生不可停用的渴求现象	

考点 机体对药物的作用

药物的吸收	口服给药	首过消除(药物在胃肠道吸收后先经门静脉进入肝脏,被代谢灭活,进入体循环后药量减少)
	舌下给药	吸收面积小,血流丰富,吸收快
	直肠给药	避免刺激上消化道
影响药物分布的因素	血浆蛋白结合率	药物吸收后可不同程度地与血浆蛋白结合
	体内屏障	血脑屏障、胎盘屏障

药物的转化	肝脏转化（主要），其次在肠、肾、肺
药物的排泄	肾脏、胆汁排泄
半衰期	血药浓度下降一半所需要的时间

第二单元 拟胆碱药

分类	常用药	作用	应用	不良反应	
M 受体兴奋药	毛果芸香碱	缩瞳、降眼内压、缩睫状肌	青光眼，虹膜睫状体炎	M 样症状（流涎发汗、恶心呕吐）阿托品可对抗	胆碱能危象
		腺体分泌增加	口腔干燥		
抗胆碱酯酶药	新斯的明	兴奋骨骼肌	重症肌无力（兴奋 N_2 胆碱受体）		
		收缩平滑肌	①术后腹胀尿潴留。②阵发性室上性心动过速。③肌松药过量的解毒		

第三单元　有机磷酸酯类中毒与解救

药物解救原则	中毒类型/所服药品	具体操作
清除毒物	经皮肤中毒	温水、肥皂水清洗
	经口中毒	洗胃，硫酸镁导泻
	美曲膦酯中毒	禁用碱性溶液洗胃
服用解毒药	服用阿托品	直到 M 样症状缓解，出现阿托品化
	服用胆碱酯酶复活药	服用氯解磷定（适用于中、重度有机磷中毒）、碘解磷定

第四单元　抗胆碱药

常用药	作用	应用	不良反应	禁忌证
阿托品 （阻断 M 受体）	抑制腺体分泌	全麻给药，盗汗，流涎症	口干，皮肤干燥	前列腺肥大，青光眼
	松弛平滑肌	解除内脏绞痛	排尿困难，便秘	
	扩瞳、升眼压、松睫状肌	眼科应用	视物模糊，扩瞳	
	兴奋心脏、扩血管、兴奋中枢	缓慢型心律失常	心悸，高热，眩晕，中毒	
		感染性休克		
东莨菪碱	抑制中枢和腺体分泌	麻醉前给药（优于阿托品）		
	防晕止吐	晕车，晕船，帕金森病		
山莨菪碱	平滑肌解痉	胃肠绞痛		
	心血管抑制作用	感染中毒性休克		

药理学

第五单元　拟肾上腺素药

常用药	对受体的作用	作用		应用
去甲肾上腺素	兴奋α受体，对β₁受体作用弱	减慢心率	升高血压，收缩血管	①休克。②药物中毒性低血压。③上消化道出血
肾上腺素	兴奋α和β受体	①加快心率。②舒张支气管平滑肌。③增强代谢		①过敏性休克（首选）。②延长麻醉时间。③局部出血
异丙肾上腺素	兴奋β受体，使对β₁、β₂受体选择性低		降低血压	房室传导阻滞
多巴胺	兴奋α和β₁、多巴胺受体	①加强心肌收缩力，输出量↑。②舒张血管。③增加肾血流，利尿		①各种休克（尤其是伴有心肌收缩力减弱，尿量减少而血容量已补足）。②急性肾衰竭（与利尿药合用）

第六单元 抗肾上腺素药

常用药	作用	应用
α受体阻滞剂 （酚妥拉明）	①加快心率，增加心排血量。②增加胃酸分泌	①外周血管痉挛性疾病。②静滴 NA 药液时外漏
β受体阻滞剂 （普萘洛尔）	①减慢心率、减少排血量	①窦性心动过速
	②收缩支气管平滑肌	②心绞痛、心肌梗死
	③抑制肾素释放	③高血压
	④抑制交感神经兴奋，抑制甲亢症状	④甲亢和甲状腺危象
	⑤降眼压	⑤青光眼

第七单元 镇静催眠药

常用药	作用	应用	不良反应
苯二氮草类（地西泮）	①抗焦虑	①焦虑症	①"宿醉"现象：嗜睡、乏力、头晕。②长期使用有依赖性和戒断症状。③过量中毒用氟马西尼抢救
	②镇静催眠	②失眠及术前镇静	
	③抗惊厥癫痫	③惊厥和癫痫	
	④中枢性肌松	④肌肉紧张状态	

第八单元 抗癫痫药

分类	应用
苯妥英钠	①癫痫大发作首选，小发作无效。②外周神经痛（减轻疼痛，减少发作次数）
苯巴比妥	①癫痫大发作及癫痫持续状态。②癫痫局限性和精神运动性发作
卡马西平	①癫痫单纯性局限性发作和大发作的首选药。②神经痛（疗效优于苯妥英钠）
乙琥胺	癫痫小发作首选

分类	应用
丙戊酸钠	强直阵挛性发作效果不及苯妥英钠和卡马西平，非典型失神性发作效果不及氯硝西泮
地西泮	癫痫持续状态首选
硝西泮	小发作阵挛性发作，幼儿阵挛性发作
氯硝西泮	①广谱抗癫痫药。②小发作疗效比地西泮好。③静注治疗癫痫持续状态。④阵挛性发作

第九单元　抗精神失常药

考点　抗精神分裂症药

常用药	作用	应用	不良反应
氯丙嗪	①抗精神病（Ⅱ型精神病和抑郁症无效）	精神分裂症	①中枢抑制作用、视物模糊、口干、心悸。②锥体外系反应：帕金森病
	②安定作用（易耐受）	躁狂症，神经症	
	③镇吐	顽固性呃逆	
	④调节体温（抑制下丘脑体温调节中枢），与哌替啶、异丙嗪组成"冬眠合剂"	低温麻醉，人工冬眠	

药理学

考点 抗抑郁症药

常用药	作用	应用	不良反应
氟西汀	抑制 5–HT 再摄取	①抑郁症。②强迫症。③贪食症	口干，食欲减退；禁止合用单胺氧化酶抑制剂
丙米嗪	①提高情绪。②引起阿托品样副作用	内源性、反应性、更年期抑郁症，精神分裂症所致的抑郁症疗效差	由抑郁转为躁狂，剂量大时易发生

第十单元 抗帕金森病药

常用药	作用	应用
左旋多巴	进入脑组织，在中枢多巴脱羧酶作用下转为 DA，补充纹状体中 DA 的不足，使 DA 和 Ach 平衡，降低肌张力	①帕金森病。②肝性脑病（急性肝衰竭所致，左旋多巴在脑内转为 DA，进而转为 NA，与伪递质竞争）
卡比多巴	外周脱羧酶抑制药，抑制左旋多巴转为多巴胺	左旋多巴辅助药
苯海索（安坦）	①阻断中枢胆碱受体而减弱黑质–纹状体通路中 Ach 的作用。②抗震颤作用。③外周抗胆碱作用	①帕金森病。②改善运动障碍和肌肉强直

第十一单元 镇痛药

考点 吗啡

作用	应用	不良反应	禁忌证
①镇痛、镇静	疼痛		
②抑制呼吸	心源性哮喘	急性中毒	
③缩瞳作用			
④引起恶心呕吐		恶心呕吐	
⑤镇咳（直接抑制咳嗽中枢）	咳嗽		
⑥兴奋胃肠平滑肌，抑制肠液分泌	腹泻	便秘	哺乳期妇女止痛
⑦扩张血管，引起体位性低血压			颅脑损伤
⑧扩张脑血管，颅内压升高			
⑨收缩膀胱括约肌		尿潴留、排尿困难	
⑩对抗宫缩素作用，延长产程			分娩止痛禁用
⑪大剂量可收缩支气管			支气管哮喘和肺心病

药理学

考点　人工合成镇痛药

常用药	作用	应用
哌替啶（杜冷丁）	①镇痛，镇静	①代替吗啡用于镇痛和心源性哮喘的治疗。②麻醉前给药
	②抑制呼吸	
	③扩张血管	
	④提高胃肠道张力和减少推进性蠕动，不引起便秘	
	⑤中枢性止咳作用不明显	

第十二单元　解热镇痛药

常用药	作用	应用	不良反应
阿司匹林	解热镇痛	感冒发热，头痛，牙痛，神经痛	①胃肠道反应（刺激胃黏膜）。②凝血障碍。③过敏反应。④瑞夷综合征。⑤水杨酸反应
	抗炎抗风湿	风湿性关节炎和类风湿关节炎	
	抗血栓形成	急性心梗，冠心病的二级预防	

常用药	作用	应用		不良反应
对乙酰氨基酚	解热镇痛强，抗炎抗风湿弱	轻、中度疼痛，感冒发热		
布洛芬	解热镇痛强，抗炎抗风湿强	风湿性关节炎，类风湿关节炎，骨关节炎	一般的解热镇痛	
塞来昔布	抑制 COX－2 抑制 PGI$_2$ 合成		术后疼痛，牙痛，痛经	

第十三单元　抗组胺药

分类	常用制剂	作用	应用	
H$_1$ 受体阻滞药	氯苯那敏	①阻断 H$_1$ 受体。②抑制中枢（镇静催眠）。③抗胆碱作用。④防晕作用。⑤镇痛作用	皮肤黏膜过敏	
	阿司咪唑（无抑制中枢作用）			
	苯海拉明		局麻，呕吐	晕动病，失眠
	异丙嗪			
	赛庚啶		过敏，偏头痛，支气管哮喘	

续表

分类	常用制剂	作用	应用
H_2 受体阻滞药	西咪替丁、雷尼替丁、法莫替丁、尼扎替丁、罗沙替丁	①选择性阻滞 H_2 受体。②抑制胃酸分泌	消化性溃疡

第十四单元　利尿药、脱水药

考点　利尿药

常用药	相同作用	不同作用	应用	不良反应
呋塞米	利尿（抑制 NaCl 重吸收）	扩张血管	①严重水肿（肺、脑水肿）。②急慢性肾衰竭。③加速毒物排出。④高钾血症、高钙血症	①水电解质紊乱。②耳毒性。③胃肠道反应。④高尿酸血症
氢氯噻嗪	利尿（抑制远曲小管对 NaCl 重吸收）	①抗利尿。②降压	①轻、中度水肿首选。②高血压。③尿崩症	①低血钾、低血钠。②血糖血脂尿酸升高
螺内酯	利尿	排钾保钠	醛固醇增多的顽固性水肿	高血钾，消化道反应

考点　脱水药

常用药	作用	应用	不良反应
氨苯蝶啶	利尿，排钠保钾	与排钾利尿药合用治疗顽固水肿	久用高血钾引起叶酸缺乏
甘露醇	利尿，脱水	脑水肿、青光眼	头痛，眩晕，视力模糊

第十五单元　抗高血压药

考点　利尿降压药、ACEI类

分类	代表药	降压作用	应用	不良反应
利尿降压药	氢氯噻嗪	排钾利尿降压	轻度高血压，联合用药可防止水钠潴留	低血钾，高血糖，高血脂，高尿酸
ACEI类	卡托普利	抑制血管紧张素 I 转化酶，减少 Ang II 形成	高血压，合并糖尿病、左心室肥厚、心衰、心梗	高血钾，咳嗽，血管神经性水肿
	氯沙坦	选择性与 AT$_1$ 受体结合，阻断 Ang II 引起的血管收缩	各型高血压，长期应用可促进尿酸排泄	高血钾，头晕，体位性低血压

药理学

考点　β受体阻滞药、钙通道阻滞药、α₁受体阻滞药

分类	代表药	降压作用	应用	不良反应
β受体阻滞药	普萘洛尔、美托洛尔	①减少心排血量。②抑制肾素分泌。③降低外周交感神经活性。④中枢性降压。⑤促进前列环素生成	轻、中度高血压，伴冠心病、脑血管病	①眩晕、神昏。②抑郁、迟钝。③心率过慢
钙通道阻滞药	硝苯地平	①抑制细胞外钙离子内流。②选择性松弛血管平滑肌	各型高血压	
α₁受体阻滞药	哌唑嗪	①舒张小动脉和静脉血管平滑肌。②阻断α₁受体	轻、中度高血压伴肾障碍	①首剂现象。②水钠潴留

考点　交感神经末梢阻滞药、中枢降压药、血管扩张药

分类	代表药	降压作用	应用	不良反应
交感神经末梢阻滞药	利血平	抑制交感神经末梢摄取去甲肾上腺素和多巴胺，耗竭递质而降压	作为降压药复方制剂成分	目前已不能单独使用

分类	代表药	降压作用	应用	不良反应
中枢降压药	可乐定	①激动咪唑啉受体，外周交感张力↓。②激动 α_2 受体，抑制 NA 释放	兼有溃疡病的高血压及肾性高血压	口干嗜睡，水钠潴留
血管扩张药	肼屈嗪	①松弛小动脉平滑肌，降低外周阻力。②干预血管平滑肌细胞 Ca^{2+} 内流	中、重度高血压	头痛 面红，风湿性关节炎，胃肠道反应，感觉异常
	硝普钠	松弛小动脉和静脉平滑肌，释放 NO	高血压危象，麻醉时控制性降压	

药理学

第十六单元　抗心律失常药

抗心律失常药（一）

常用药	作用	应用		不良反应
奎尼丁	①降低自律性（抑制钠离子内流）。②减慢传导速度。③延长有效不应期（减慢 2 期钙离子内流和 3 期钾离子外流）	广谱抗心律失常药		①胃肠道反应。②心血管反应。③久用有金鸡纳反应。④血栓栓塞
利多卡因	①降低自律性。②改变传导速度。③相对延长 ERP	室性心律失常	①急性心梗。②对强心苷中毒所致者有效	①中枢反应。②心血管反应。③严重室内传导阻滞者禁用
苯妥英钠	降低自律性，与强心苷竞争 $Na^+ - K^+ - ATP$ 酶		强心苷中毒所致心律失常	①心律失常。②窦性心律过缓
普罗帕酮	降低自律性，减慢传导			
普萘洛尔	减慢传导，降低自律，减慢心率	室上性心律失常		

抗心律失常药（二）

常用药	相同作用	不同作用	应用
胺碘酮	①降低自律性，延长有效不应期。②减慢传导。③扩张血管	阻滞心肌细胞膜钾通道	广谱抗心律失常药
维拉帕米		①阻滞心肌细胞膜钙通道②抑制心肌收缩力	阵发性室上性心动过速首选药

第十七单元　抗慢性心功能不全药

分类		常用药	作用		应用	不良反应
强心苷类		地高辛	①加强心肌收缩力。②减慢心率。③降低窦房结传导性。④缩短心室 ERP		①治疗 CHF。②房颤、房扑，阵发性室上性心动过速	①强心苷中毒（视觉障碍、低血钾）。②室早、室颤（最严重的毒性反应）。③胃肠道反应（厌食恶心呕吐）。④中枢系统反应（眩晕头痛）
减负荷药	利尿药	氢氯噻嗪	减轻心脏负荷			
	扩血管药	硝酸甘油		扩静脉		
		肼屈嗪		扩动脉		
		硝普钠		扩动静脉		

续表

分类	常用药	作用		应用	不良反应
ACEI、AT_1	卡托普利	①抑制 ACE。②抑制心室重构		治疗 CHF 的一线药	
β 受体阻滞剂	美托洛尔 卡维地洛	恢复 β 受体对正性肌力药的敏感性		扩张型或肥厚型心肌病	

第十八单元　抗心绞痛药

分类	常用药	作用		应用	不良反应
硝酸酯类	硝酸甘油	降低心肌耗氧量	增加心肌供血 不加重心衰不诱发哮喘	①稳定型心绞痛首选。②预防发作宜选单硝酸异山梨酯口服、硝酸甘油贴剂	血管扩张 大剂量－体位性低血压 超剂量－高铁血红蛋白症
β 受体阻滞药	普萘洛尔 美托洛尔 阿替洛尔			稳定型和不稳定型心绞痛	变异型不宜应用
钙通道阻滞药	硝苯地平 维拉帕米		减轻钙超载	变异型及稳定型心绞痛	
	地尔硫䓬			各型心绞痛	

第十九单元　血液系统药

考点　抗贫血药

分类	作用	应用	不良反应
铁制剂		营养不良引起的缺铁性贫血	胃肠道刺激症状（呕吐、腹泻）
叶酸	合成 DNA	巨幼红细胞性贫血，改善血象	
维生素 B$_{12}$	促进叶酸合成	恶性贫血、巨幼红细胞性贫血	

考点　抗凝血药

分类	作用	应用	不良反应
肝素	抗凝，抗血小板聚集	①血栓栓塞性疾病。②缺血性心脏病。③DIC。④体外抗凝（手术时防止血栓）	①自发性出血。②过敏反应
香豆素	①拮抗维生素 K。②抑制凝血酶引发的血小板聚集	①防止血栓形成与发展。②心梗辅助用药。③术后防止静脉血栓发生	①过量可致自发性出血。②皮肤、软组织坏死。③胃肠道反应

药理学

第二十单元 消化系统药

考点 抗消化性溃疡药

分类	常用药	作用	应用	
H₂受体阻断药	西咪替丁	①抑制胃腺分泌，阻滞胃酸分泌。②对免疫的影响，阻滞H₂受体	①胃、十二指肠溃疡。②反流性食道炎	胃肠道出血卓－艾综合征
	雷尼替丁	抑制胃酸分泌		手术后溃疡
	法莫替丁	抑制胃酸和胃蛋白酶分泌，止血		出血性胃炎
质子泵抑制药	奥美拉唑	①抑制胃酸分泌。②迅速缓解疼痛。③减少胃液总量和胃蛋白酶分泌量，胃血流量↑		卓－艾综合征
黏膜保护药	前列腺素、衍生素	抑制胃酸分泌，增强胃黏膜的保护屏障作用	消化性溃疡的防治	

考点 止吐药

分类	常用药	应用
抗胆碱药	东莨菪碱	防治晕动病和内耳眩晕症
抗组胺药	苯海拉明，茶苯海明，异丙嗪，美克洛嗪，羟嗪，布克利	嗪类可用于晕动病和内耳眩晕症，手术，妊娠呕吐
抗精神失常药	氯丙嗪，硫乙拉嗪，舒必利	对晕动病无效
胃肠促动力药	多潘立酮，甲氧氯普胺，西沙必利（多潘立酮比甲氧氯普胺少有中枢药理作用）	①胃食管反流病。②慢性功能性、非溃疡性消化不良。③胃轻瘫。④便秘
5-HT受体阻断药	昂丹司琼，格拉司琼，托烷司琼	①止吐作用强，预防化疗药致吐。②对晕动症和去水吗啡引起的呕吐无效

药理学

第二十一单元　呼吸系统药

考点　平喘药

分类	常用药	作用	应用
β 受体激动药	沙丁胺醇	平喘特点：强、快、中效	①各型哮喘。②喘息性支气管肺部疾患
	福莫特罗	平喘特点：强、快、长效	①慢性哮喘。②COPD
氨茶碱		①松弛支气管平滑肌。②强心利尿。③松弛胆道平滑肌	①各型哮喘（包括心源性哮喘）。②肾性水肿。③胆绞痛
抗过敏平喘药		①稳定肥大细胞膜。②抑制引起支气管痉挛的反射。③降低支气管反应性。④抑制释放 P 物质、神经激肽	①色氨酸钠（预防用药，外源性哮喘效果好）。②扎普司特（过敏性哮喘）。③酮替芬（儿童哮喘）
糖皮质激素	肾上腺素	平喘特点：快、强	哮喘急性发作
	异丙肾上腺素	平喘特点：强、快	

第二十二单元　糖皮质激素

分类	常用药	作用	应用	不良反应、禁忌证
短效	氢化可的松 可的松	①抗感染。 ②抑制免疫。 ③抗内毒素。 ④抗休克。 ⑤影响血液系统。 ⑥退热、促消化。 ⑦氢化可的松可以兴奋中枢	①肾上腺皮质功能不全。 ②中毒性感染伴休克。 ③结核性脑膜炎、胸膜炎。 ④自身免疫性疾病。 ⑤器官移植排斥反应。 ⑥过敏性疾病。 ⑦血液病。 ⑧皮肤病	①肾上腺皮质功能亢进。 ②诱发或加重感染。 ③消化系统并发症。 ④骨质疏松，延缓愈合。 ⑤肾上腺皮质萎缩。 ⑥反跳现象。 ⑦精神异常，白内障，青光眼 禁忌：抗生素不能控制的感染，真菌感染，角膜溃疡
中效	泼尼松 甲泼尼龙 曲安西龙			
长效	地塞米松 倍他米松			
外用	氟氢可的松 氟轻松 倍氯米松			

药理学

第二十三单元　降血糖药

考点　胰岛素

作用	①加速葡萄糖利用，抑制葡萄糖生成。②促进脂肪合成并抑制其分解。③增加氨基酸转运和蛋白质合成，抑制其分解
应用	①治疗 1 型糖尿病的唯一药物。②重症糖尿病，2 型糖尿病经饮食、用药未能控制者。③合并感染，消耗性疾病，高热，妊娠，创伤，手术的各型糖尿病。④糖尿病急性并发症：糖尿病酮症酸中毒、非酮症性高渗昏迷
不良反应	①低血糖反应。②过敏反应。③胰岛素耐受性。④反应性高血糖

考点　口服降糖药

分类	作用	应用	不良反应
磺酰脲类	①降血糖。②抗利尿。③影响凝血功能	①糖尿病。②尿崩症（单用氯磺丙脲）	①皮肤过敏，粒细胞减少，胆汁淤积性黄疸。②低血糖

分类	作用	应用	不良反应
二甲双胍	①促进葡萄糖的摄取。②降低肠道吸收	①饮食控制无效的轻、中型。②胰岛功能完全丧失者	①厌食、口苦、口腔金属味。②低血糖。③乳酸血症、酮症
α-葡萄糖苷酶抑制药	减慢水解及产生葡萄糖的速度，延缓吸收	轻、中度2型糖尿病	胃肠道反应
胰岛素增效药	增加肌肉和脂肪组织对胰岛素的敏感性	2型糖尿病	

第二十四单元　合成抗菌药

分类	作用	应用	不良反应
氟喹诺酮类	抗菌（革兰菌、铜绿假单胞菌）	①青霉素高度耐药的肺炎链球菌感染（首选左氧氟沙星、莫西沙星、万古霉素合用）。②泌尿系统感染（首选环丙沙星、氧氟沙星与β-内酰胺类合用）。③肠道感染与伤寒	①胃肠道反应。②中枢神经系统毒性。③光敏反应。④心脏毒害

药理学

续表

分类	作用	应用	不良反应
磺胺类	广谱抗菌		①肾损害（结晶尿、血尿）。②过敏反应。③肝损害。④粒细胞减少、血小板减少、溶血性贫血
甲氧苄啶	抗菌增效（与磺胺药合用）	常与 SMZ 或 SD 制成复方，用于敏感细菌引起的感染	

第二十五单元 抗生素

分类		特点	应用	不良反应
青霉素	青霉素 G	金葡菌无效	革兰阳性，阴性球菌，螺旋体	过敏性休克
	青霉素 V	耐酸不耐酶	格兰阳性球菌引起的感染，风湿热预防	
	苯唑西林	耐酸耐酶	耐青霉素的金葡菌感染	
	氨苄西林	耐酸不耐酶	抗革兰阴性杆菌（伤寒、副伤寒菌）	
	阿莫西林	耐酸不耐酶	呼吸道感染，金葡菌无效	
	羧苄西林	抗铜绿假单胞菌	铜绿假单胞菌和变形杆菌感染	
头孢	第一代	抗革兰阳性菌强	头孢拉定：呼吸道和尿感	过敏、肾毒、神经系统表现、血液系统表现、二重感染
	第二代	厌氧菌有效	头孢呋辛：肺炎，菌血症，尿感	
	第三代	铜绿假单胞有效	头孢他啶：尿路感染及败血症	
阿奇霉素		抑制肺炎支原体	急性咽炎，扁桃体炎，支气管炎，肺炎	胃肠道反应
林可霉素		厌氧菌	金葡菌引起急慢性骨髓炎及关节感染	伪膜性肠炎
链霉素		鼠疫杆菌	结核病	前庭功能、耳蜗
氯霉素		伤寒沙门菌	斑疹伤寒，副伤寒，流感杆菌性脑膜炎	

药理学

第二十六单元　抗真菌药与抗病毒药

考点　抗真菌药

常用药	作用	应用
两性霉素B	广谱抗真菌，抑制深部真菌作用强	①静滴用于深部真菌感染。②口服仅用于肠道真菌感染。③局部应用治疗前部真菌感染
制霉菌素	抑制白色念珠菌和隐球菌，毒性大	①用于口腔、皮肤及阴道局部念珠菌感染。②口服用于胃肠道感染。③与广谱抗生素合用防止真菌引起的二重感染
咪康唑	咪唑类广谱抗真菌药	用于五官、皮肤及阴道局部念珠菌感染
特比萘芬	丙烯类广谱抗真菌药	皮肤癣菌引起的甲癣、体癣、足癣、手癣
氟胞嘧啶	抗菌谱窄，抑制酵母菌和酵母样菌	敏感菌引起的深部感染

考点 抗病毒药

药物	作用	应用
阿昔洛韦	①广谱高效抗病毒药。②对单纯疱疹病毒作用强。③对乙肝病毒有作用。④对 RNA 病毒无效	①HSV 感染首选。②口服或静注治疗生殖器疱疹、疱疹病毒脑炎。③对乙肝有明显效果
利巴韦林	①广谱抗病毒药。②对多种 DNA、RNA 病毒有效	流感病毒引起的呼吸道感染、疱疹病毒性角膜炎，对甲肝有一定疗效

第二十七单元　抗结核病药

常用药	作用	应用	不良反应
异烟肼	结核分枝杆菌	抗结核首选	神经系统毒性
利福平	①广谱抗菌。②抗结核杆菌，麻风杆菌	各种结核病	
链霉素	结核杆菌抑菌作用	与其他抗结核药合用疗效好	
乙胺丁醇		抗药性结核杆菌引起的结核及肺外结核	球后视神经炎

第十二篇

传染病学

第一单元　病毒感染

考点　病毒性肝炎

病毒性肝炎的病原学、流行病学、发病机制、病理

	分型	甲型	戊型	乙型	丙型	丁型
	病原学	RNA 病毒		DNA 病毒	RNA 病毒	
流行病学	传染源	急性期患者和亚临床感染者		急、慢性患者和无症状 HBsAg 携带者		
	传播途径	粪－口		①输血及血制品。②母婴传播。③性传播		
	易感人群	没有特异性免疫力的人群		普遍易感		乙肝患者
发病机制		①免疫途径破坏肝细胞。②直接损伤肝细胞				
病理		肝炎病毒定位肝脏后，在肝细胞内复制并引起细胞病变				

传染病学

急性肝炎的临床表现

分型	分期	临床表现
急性黄疸型肝炎（甲、戊肝）	黄疸前期	消化道症状：乏力，食欲减退，恶心呕吐，肝区胀痛，腹胀
	黄疸期	消化道症状轻，黄疸加重，皮肤瘙痒，大便淡灰白色，肝大触痛
	恢复期	肝脾回缩，肝功能正常
急性无黄疸型肝炎（急性丙型肝炎）		同黄疸前期

慢性肝炎的临床表现

分度	临床表现
轻度	病程超过半年，肝功能轻度异常，或反复波动
中度	症状和体征介于轻度和重度之间
重度	明显/持续的肝炎（乏力、食欲不振、尿黄便溏），肝病面容，蜘蛛痣，脾大，无门脉高压

重型肝炎、淤胆型肝炎、肝炎肝硬化的临床表现

分型		临床表现	
重型肝炎	急性重型肝炎	①极度乏力，明显消化道症状。②明显出血倾向。③神经精神症状（烦躁谵妄）。④黄疸迅速加重。⑤肝缩小。⑥以急性黄疸型肝炎起病	①病程2周内。②肝臭
	亚急性重型肝炎		①病程2周~24周。②因肝性脑病、肝肾综合征而死亡
	慢性重型肝炎		慢性肝病基础上出现
淤胆型肝炎（类似急性黄疸型肝炎）		梗阻性黄疸为主要表现，乏力、皮肤瘙痒、肝大、大便灰白，消化道症状较轻	
肝炎肝硬化		肝门静脉高压（腹腔积液，脾大和侧支循环的建立）	

病毒性肝炎的肝功能检查

检查项目	检查结果
血清转氨酶	↑
血清胆红素	↑
蛋白质	白蛋白↓，球蛋白↑，A/G↓
凝血酶原时间（PT）	↑

传染病学

续表

检查项目	检查结果
凝血酶原活动度（PTA）	↓
血胆固醇（Gh）	肝病严重↓，淤胆型肝炎↑
转肽酶（GGT）	↑
碱性磷酸酶（ALP）	↑
甲胎蛋白（AFP）	↑

考点　流行性感冒

病原学		流感病毒属正黏病毒科，100℃ 1 分钟或 56℃ 30 分钟灭活
流行病学	传染源	流感患者、隐性感染者
	传播途径	呼吸道 - 空气飞沫传播
	易感人群	普遍易感
	流行特征	暴发，迅速蔓延，波及面广，有季节性，流行 3～4 周自然停止。 甲流——暴发流行，乙流——局部流行/散发

发病机制		病毒在呼吸道上皮细胞内复制，使其变性、坏死、溶解，产生炎症反应
病理	单纯型流感	纤毛柱状上皮细胞的变性坏死，黏膜充血水肿，单核细胞浸润
	肺炎性流感	肺充血水肿，支气管黏膜坏死，气道血性分泌物，黏膜下层灶性出血
临床表现	单纯型流感	骤起畏寒、发热，头痛、咽干、乏力等全身症状明显，呼吸道症状轻
	肺炎性流感	发病后 24 小时内出现高热、烦躁、呼吸困难、咳血痰和明显发绀
	并发症	呼吸道并发症——细菌性气管炎，细菌性支气管炎，细菌性肺炎
		肺外并发症——雷耶综合征，中毒性休克，骨骼肌溶解，心肌炎
检查		WBC↓（中性粒细胞显著减少，淋巴细胞相对增加）；病毒特异抗原及其核酸检查
治疗		隔离，早期治疗，支持治疗，防治并发症，儿童忌用阿司匹林；抗病毒药——奥司他韦

考点 人感染高致病性禽流感

病原学		禽流感病毒属正黏病毒科
流行病学	传染源	病禽、健康带毒的禽，感染 H5N1 亚型病毒的鸡鸭
	传播途径	呼吸道传播
	易感人群	人类对禽流感病毒不易感
发病机制		引起反应性嗜血细胞综合征，导致器官严重的病理损伤

传染病学

续表

病理		肺泡和支气管黏膜损伤，肺实质出血、坏死，肺泡内大量淋巴细胞浸润
临床表现		发热，体温多持续在39℃以上，可伴有眼结膜炎、流涕、鼻塞、咳嗽
检查	血常规	白细胞、淋巴细胞和血小板减少
	血生化	ALT↑、AST↑
	病原及血清学	从患者呼吸道标本中分离禽流感病毒
治疗	对症治疗	解热药，缓解鼻黏膜充血药，止咳祛痰药；儿童忌用阿司匹林制剂
	抗流感病毒	神经氨酸酶抑制剂——奥司他韦
		离子通道 M_2 阻滞剂——金刚烷胺、金刚乙胺

考点 传染性非典型肺炎

传染性非典型肺炎的病原学、流行病学、发病机制、病理、临床表现

病原学		SARS－CoV 属冠状病毒，非节段单链（＋）RNA 病毒
流行病学	传染源	SARS 患者
	传播途径	空气飞沫和接触传播
	易感人群	普遍易感，儿童老人发病少见
发病机制		SARS－CoV→呼吸道黏膜上皮复制→毒血症

病理			弥漫性肺泡损伤，炎性细胞浸润（肺水肿、纤维素渗出、透明膜形成，肺纤维化）
临床表现	症状		持续性高热，头痛乏力，肌肉酸痛，干咳少痰，胸闷，呼吸困难
	体征	早期	少许湿啰音，肺实变，胸腔积液
		进展期	肺部阴影多发性或弥漫性，两肺下叶多见，磨玻璃密度影
		恢复期	肺部阴影吸收
	重症 SARS		①呼吸困难，成人休息时呼吸频率≥30 次/分。②低氧血症。③休克/多器官功能障碍综合征

传染性非典型肺炎的检查、治疗、预防

检查	血常规	WBC 正常或降低，淋巴细胞↓
	病原学	SARS – CoV 血清特异性抗原/抗体
	影像学	片状、斑片状浸润性阴影
治疗		糖皮质激素，营养支持，器官功能保护，水电解质和酸碱平衡
预防	管理传染源	早发现，早报告，早隔离，早治疗；SARS 为乙类传染病，发病/流行时按甲类管理
	切断传播途径	加强院感控制，做好医护人员防护
	保护易感人群	个人防护是关键

传染病学

考点 艾滋病

艾滋病的病原学、流行病学、发病机制与病理

	病原学	单链 RNA 病毒
流行病学	传染源	艾滋病患者和无症状携带者
	传播途径	①性接触。②血源传播（输血注射、器官移植）。③母婴传播
	易感人群	普遍易感
	流行特征	最严重的地区是非洲和东南亚，我国正处于 AIDS 的高速增长期
发病机制		①HIV 借助 gp120 在体内复制。②HIV 破坏 $CD_4^+ T$ 淋巴细胞→细胞免疫缺陷
病理		①淋巴结病变。②神经胶质灶性坏死，血管周围炎，脱髓鞘改变

艾滋病的分期及其临床表现

分期	临床表现
急性感染期	①发热，头痛，眼眶痛，肌肉痛，咽痛，淋巴结肿大。②无瘙痒的红斑疹。③口腔念珠菌病和食管或肛肠溃疡。④中枢神经系统病变。⑤胃肠道症状（呕吐腹泻）
无症状感染期	临床无症状，血清检出 HIV 及 HIV 核心蛋白和包膜蛋白抗体，有传染性

分期	临床表现
艾滋病期	①发热，盗汗，腹泻，体重减轻10%以上。②神经精神症状（头痛、癫痫、进行性痴呆、下肢瘫痪）。③持续性全身淋巴结肿大

艾滋病的并发症

呼吸系统——卡氏肺孢子菌肺炎	皮肤——带状疱疹
中枢神经系统——病毒性脑膜炎	眼部——巨细胞病毒性视网膜炎
消化系统——肠道隐孢子虫感染	肿瘤——卡波西肉瘤
口腔——鹅口疮	

艾滋病的检查、诊断、治疗

检查	免疫学检查		$CD_4^+/CD_8^+ \leqslant 1.0$
	病原学检查	抗体检查	gp24抗体和gp120抗体，ELISA两次阳性，用免疫印迹和固相放射免疫沉淀试验确诊
		抗原检查	ELISA测gp24抗原

诊断			病原学检测明确机体存在 HIV 且有临床症状者
治疗	抗病毒治疗	核苷类反转录酶抑制药	夫定类
		非核苷类反转录酶抑制药	奈韦拉平，依非韦伦
		蛋白酶抑制药	那韦类
	机会治疗	鸟分枝杆菌感染	克拉霉素，阿奇霉素，乙胺丁醇
		弓形虫脑病	乙胺嘧啶＋磺胺嘧啶
		念珠菌感染	氟康唑
		病毒感染	阿昔洛韦，更昔洛韦
		卡波西肉瘤	博来霉素，长春新碱，阿霉素
	预防治疗		$CD_4^+ T$ 淋巴细胞 $< 0.2 \times 10^9 /L$ 者：服用复方磺胺甲噁唑→预防卡氏肺孢子菌肺炎

考点　流行性出血热

流行性出血热的病原学、流行病学、发病机制、病理、临床表现

病原学		汉坦病毒属，单股负链 RNA 病毒
流行病学	传染源	黑线姬鼠和褐家鼠
	传播途径	呼吸道、消化道、接触、垂直、虫媒传播
	流行特征	地区性（欧亚）；季节性；人群分布（青壮年男性农民多见）
发病机制		直接侵犯和诱导免疫损伤
病理		全身小血管和毛细血管内皮细胞变性、坏死，肾脏病变最明显
临床表现	发热期	①感染中毒症状——"三痛"（头痛、腰痛、眼眶痛）。②毛细血管损伤——"三红"（颜面、颈部、上胸部呈弥漫性潮红）。③肾脏损伤——蛋白尿、血尿、少尿
	休克期	热退后病情反而加重，出现低血容量休克
	少尿期	24 小时尿量＜400mL 为少尿，＜50mL 为无尿，内脏出血，氮质血症
	多尿期	水电解质紊乱，甚至出现感染性休克
	恢复期	24 小时尿量恢复到 2000mL 以内

传染病学

流行性出血热的检查、诊断、治疗

检查	血常规	WBC↑
	尿常规	大量尿蛋白、尿中出现膜状物
	生化	尿素氮和肌酐↑
	凝血	血小板↓
诊断		发热、出血、肾脏受损症状；"三痛""三红"；热退病重；典型的五期经过
治疗	发热期	①抗病毒（利巴韦林）。②减轻外渗（芦丁、VC）。③改善中毒症状（地塞米松）
	休克期	①补充血容量。②纠正酸中毒（碳酸氢钠）。③血管活性药物与肾上腺皮质激素
	少尿期	①补液维持水电解质。②高糖、高维生素、低蛋白饮食减少蛋白分解。③碳酸氢钠纠正代酸。④呋塞米促进利尿。⑤甘露醇导泻和放血疗法。⑥透析
	多尿期	①口服补液盐。②注意口腔卫生

考点　狂犬病

流行病学	病原学	狂犬病毒属弹状病毒科拉沙病毒属（狂犬病是所有传染病中最凶险的疾病）
	易感人群	①咬伤部位：头、面、颈、手指被咬伤后发病机会多。②咬伤的严重性：创口深而大者发病率高。③局部处理情况：咬伤后迅速彻底清洗者发病机会少。④及时、全程、足量注射狂犬疫苗和免疫球蛋白者发病率低。⑤被咬伤者免疫功能低下或免疫缺陷者发病机会多

发病机制	局部组织内小量繁殖期；侵入中枢神经期；从中枢神经向各器官扩散期	
病理	急性弥漫性脑脊髓炎，脑实质和脊髓充血水肿及微小出血灶，内基小体有诊断价值	
表现	前驱期	发热，头痛，乏力，恶心，周身不适，对光敏感，有咽喉紧缩感
	兴奋期	极度恐惧，恐水、恐风，体温可达40℃，可出现精神失常
	麻痹期	痉挛减少，出现迟缓性瘫痪
检查	白细胞总数（10~20）×10⁹/L，轻度蛋白尿，脑脊液压力正常	
预防	①控制传染源（捕杀病犬）。②处理伤口（挤压出血，肥皂水冲洗，反复涂拭碘酊）。③接种疫苗	

考点 流行性脑脊髓膜炎、流行性乙型脑炎

流行性脑脊髓膜炎和流行性乙型脑炎的病原学、流行病学、发病机制与病理

病名		流行性脑脊髓膜炎（细菌感染）	流行性乙型脑炎（病毒感染）
病原学		脑膜炎奈瑟菌，分为A群（大流行，我国主要流株）、B群、C群	虫媒病毒乙组的黄病毒科，对热、乙醚和酸敏感，100℃ 2分钟、56℃半小时灭活
流行病学	传染源	带菌者和病人	主要为猪，蝙蝠可为长期寄存宿主
	传播途径	呼吸道飞沫直接传播	蚊虫叮咬
	易感人群	6个月~2岁的儿童常见	普遍易感（隐性感染），可获得持久免疫
	流行特征	冬春季发病	严格的季节性（7~9月）

传染病学

续表

发病机制	细菌→血液→短暂的菌血症后的败血症→内毒素→血脑屏障→脑脊髓膜	病毒侵袭致神经细胞坏死、胶质细胞增生及炎性细胞浸润
病理	败血症期：血管内皮损害；脑膜炎期：软脑膜、蛛网膜（化脓性炎症）	神经细胞肿胀、变性及坏死；脑实质淋巴细胞和大单核细胞浸润

流行性脑脊髓膜炎和流行性乙型脑炎的临床表现、实验室检查

病名		流行性脑脊髓膜炎	流行性乙型脑炎
临床表现		①前驱期：上呼吸道感染症状。②败血症期：毒血症（皮疹、瘀点瘀斑）。③脑膜炎期：中枢神经症状——头痛呕吐、烦躁谵妄，脑膜刺激征（+）	①初期：急骤，发热，头痛（最常见、最早出现），食欲不振，呕吐。②极期：高热，意识障碍，惊厥或抽搐，呼吸衰竭，颅内高压及脑膜刺激征（+）
实验室检查	血象	WBC↑，以中性粒细胞为主	
	脑脊液	脑脊液压力↑	
		尿蛋白↑，糖↓，氯化物↓	糖及氯化物正常
	血清学	细菌培养（+），流脑特异性血清免疫检测（+）	血清特异性IgM或脑脊液抗原检测（+）

流行性脑脊髓膜炎和流行性乙型脑炎的鉴别诊断、治疗

病名	流行性脑脊髓膜炎	流行性乙型脑炎
鉴别诊断	结核性脑膜炎：脑脊液毛玻璃样改变	
	中毒型菌痢：脑膜刺激征（－）	
治疗	①抗菌：青霉素 G，头孢菌素，氯霉素或磺胺	①降温：物理降温，药物降温，亚冬眠疗法
	②对症：脱水降颅压	②止痉：20%甘露醇快速静滴或静推；地西泮；巴比妥钠
	③暴发型：抗休克（补充血容量、纠正酸中毒、血管活性药及肾上腺皮质激素）	③防治呼吸衰竭：氧疗；脑水肿用脱水剂；呼吸兴奋剂（山梗菜碱）；吸痰、加强翻身引流；血管扩张剂（东莨菪碱）

第二单元　细菌感染

考点　伤寒

伤寒的病原学、流行病学、发病机制、病理、临床表现

<table>
<tr><td colspan="2">病原学</td><td>伤寒杆菌（沙门菌属 D 组），对热抵抗力不强</td></tr>
<tr><td colspan="2">流行病学</td><td>粪 - 口传播，水和食物污染是主因</td></tr>
<tr><td colspan="2">发病机制</td><td>伤寒杆菌→肠壁淋巴结繁殖→菌血症→内毒素→全身器官及皮肤→再度侵入原已致敏的肠壁→溃疡、出血、穿孔</td></tr>
<tr><td colspan="2">病理</td><td>全身单核 - 巨噬细胞系统的增生性反应，回肠末端的集合淋巴结和孤立淋巴结显著</td></tr>
<tr><td rowspan="6">临床表现</td><td rowspan="3">典型伤寒</td><td>初期</td><td>缓慢起病，弛张热</td></tr>
<tr><td>极期</td><td>高热，特殊中毒面容，相对缓脉，皮疹（玫瑰疹），肝脾大</td></tr>
<tr><td>缓解期</td><td>体温下降，食欲好转，腹胀消失</td></tr>
<tr><td rowspan="3">不典型伤寒</td><td>轻型</td><td>全身毒血症状轻，多见于发病前曾接受伤寒菌苗注射者</td></tr>
<tr><td>暴发型</td><td>毒血症状严重，有畏寒、高热、腹痛、腹泻、中毒性脑病、心肌炎、休克症状</td></tr>
<tr><td>迁延型</td><td>发热持续不退，可达 45～60 天之久。伴有慢性血吸虫病的伤寒患者常属此型</td></tr>
<tr><td colspan="3">并发症</td><td>肠出血，肠穿孔，中毒性心肌炎，中毒性肝炎，溶血性尿毒综合征</td></tr>
</table>

伤寒的实验室检查、治疗

实验室检查	常规检查	白细胞↓，便隐血试验（＋）
	血清学	肥达反应（＋）——"O"抗体凝集效价≥1:80，"H"抗体凝集效价≥1:160，恢复期效价增高4倍以上者有诊断意义
	病原学	①细菌培养是确诊依据，病程第1周阳性率达80%。②骨髓培养阳性率达90%。③粪便培养，病程第3～4周阳性率最高，达75%。④尿培养，病程第3～4周阳性率25%
	治疗	氟喹诺酮类药物为首选，第二、三代头孢菌素适用于孕妇、儿童、哺乳期妇女

考点　细菌性痢疾、霍乱

	细菌性痢疾	霍乱
病原学	痢疾杆菌属肠杆菌科志贺菌属，B群常见	霍乱弧菌，O_1群是主要流行株
流行病学	粪－口传播	经水传播、暴发型与慢性迁延散发型
发病机制	志贺菌→肠黏膜上皮细胞（乙状结肠和直肠为主）繁殖→肠黏膜炎症、坏死→黏液脓血便	小肠黏膜黏液层→霍乱肠毒素→隐窝细胞＋杯状细胞分泌并抑制绒毛膜吸收→米泔水大便

传染病学

	细菌性痢疾	霍乱
病理	急性弥漫性纤维蛋白渗出性炎症	皮肤干燥发绀，内脏浆膜干黏
表现	①急性菌痢：发热、腹痛腹泻、里急后重、黏液脓血便。②慢性菌痢：超过2月，大便间歇带黏液脓血。③中毒型菌痢：儿童多见，感染性休克，中毒性脑病	①泻吐期：剧烈腹泻，米泔/洗肉水样便；先泻后吐，喷射状；无里急后重及发热。②脱水期：低钾（肠胀气），低钠（肌肉痉挛），代酸（深大呼吸）
检查	WBC≥15/HP，便培养志贺菌是金标准	便培养O_1群或O_{139}群霍乱弧菌，血清凝集试验呈4倍以上/杀弧菌抗体8倍以上增长
鉴别	大便培养阳性前5天内有腹泻症状，为轻型霍乱	
治疗	喹诺酮类，磺胺，头孢类，阿奇霉素	补液疗法：541液，最初2h输入2000~4000mL

第十三篇

医学伦理学

考点　绪论、历史发展

细目	要点		记忆点
医学伦理学	研究对象		①医务人员与患者及其家属之间的关系。②医务人员与社会之间的关系。③医务人员与医学科学发展之间的关系
	医学模式		生理－心理－社会医学模式
中国医学伦理学的历史发展	古代	形成时期	"医乃仁术"思想贯穿其中
		发展时期	张仲景提出"精究方术""爱人知人"，孙思邈提出"精""诚"
		相对完善时期	《医说》有"医以救人为心"篇，《外科正宗》提出"医家五戒十要"
	近代		1932年宋国宾《医学伦理学》：从传统医德学到医学伦理学阶段
西方医学伦理学的历史发展	古希腊医学道德		代表作《希波克拉底誓言》
	古罗马医学道德		代表人物盖伦
	印度医学道德		代表作《妙闻集》《阇罗迦集》
	阿拉伯医学道德		代表作《迈蒙尼提斯祷文》
	近代医学伦理学		完善的标志：1948《日内瓦宣言》、1949《国际医德守则》颁布

医学伦理学

考点　医学伦理学的理论基础

细目	要点	记忆点
生命论	生命神圣论	人的生命不可侵犯
	生命质量论	以人的自然素质（体能与智能）的高低优劣为依据
	生命价值论	生命的内在价值与外在价值统一
人道论	核心内容	尊重病人的生命、人格、权利

考点　医学道德的范畴、医患关系

	细目	要点	记忆点
医德范畴	医德原则	内容	行善原则，尊重原则，公正原则，无伤原则
	医德情感	概念	对医学事业和服务对象态度和内心体验
		内容	同情感，责任感，事业感
	医德良心	概念	在履行义务过程中对自己行为应负道德责任的自觉认识、自我评价
		作用	自觉遵守义务，做出正确选择
医患关系	医患关系	模式	主动－被动型，指导－合作型，共同参与型
	医生对患者	义务	承担诊治，解除痛苦，解释说明，医疗保密
	医生对社会	义务	预防保健，生命质量，现场急救，医学事业
	患者的权利	内容	基本医疗，疾病认知，知情同意，保护隐私，社会免责，经济索赔

考点　临床诊治工作的道德

	细目	要点	记忆点
临床诊疗	辅助检查	道德要求	①目的明确，诊治需要。②知情同意，尽职尽责。③综合分析，切忌片面。④密切联系，加强合作
	药物治疗		①对症下药，剂量安全。②合理配伍，细致观察。③节约费用，公正分配
科研	人体试验	类型	自愿实验，欺骗实验，强迫实验，天然实验
		原则	为医学目的，维护病人利益，知情同意，科学对照
医德评价		标准	疗效标准，科学标准，社会标准
		方式	社会舆论，内心信念，传统习俗
医德教育		过程	提高认识，培养情感，锻炼意识，坚定信念，养成习惯

第十四篇

卫生法规

考点 卫生法规概述、法律责任、执业医师法及药品管理法

	细目	要点	记忆点
概述	卫生法	原则	卫生保护、预防为主、公平、保护社会健康、患者自主
	卫生法	概念	全国人大常委会制定，旨在保护人体生命健康的法律规范总和
	卫生法律		全国人大常委会制定颁布的卫生方面的规范性法律文件
	卫生行政法规		国务院制定颁布的卫生行政管理和管理事项的规范性文件
卫生法律责任	民事责任	方式	返还财产、赔偿损失、付违约金、恢复名誉、赔礼道歉
	行政处罚		警告罚款、没收违法所得、停产停业、吊销许可证、行政拘留
	行政处分		警告、记过、降级、留用察看、开除
执业医师法	医师资格考试	概念	国务院卫生行政部门制定
	医师变更手续		应到准予注册的卫生行政部门办理
	个体行医	要求	注册后在医疗、预防、保健机构中执业满 5 年
	非法行医	处罚	县级以上人民政府卫生行政部门取缔，处 10 万元以下罚款

考点 药品管理法

细目		要点	记忆点	
药品管理法	假药	概念	药品所含 成分 与国家药品标准规定不符/以非药品、他种药冒充	
	劣药		药品成分的 含量 不符合国家药品标准	
	特殊药品		包括 麻醉药品、精神药品、医疗用毒性药品、放射性药品	
	精神药品		直接作用于 中枢神经系统，连续使用能产生 依赖	
	毒品处方	用量	每次 <2 日剂量，处方保存 2 年备查	
	一般处方		每次 <7 日用量	
	急诊处方		每次 <3 日用量	
传染病防治法	甲类传染病	包括	鼠疫、霍乱	2h 内报告，封锁
	乙类传染病		非典、艾滋病、病毒性肝炎	6h 内报告
	丙类传染病		流感、流腮、风疹、麻风病、伤寒、副伤寒	
	传染病防治	方针	预防为主、防治结合、分类管理、依靠科学、依靠群众	
	各级预防机构	责任	传染病监测、预测、流行病学调查、疫情报告、预防、控制	
	医疗机构		防止传染病的医源性感染、医院感染	
	病原体污染物品	处理	消毒、无害化处置	

考点 医疗事故处理条例

	要点	记忆点
医疗事故	概念	医疗机构及医务人员在医疗活动中，违反医疗卫生管理法律、行政法规，过失造成患者人身损害的事故
	分类	一级医疗事故：造成死亡、重度残疾
		二级医疗事故：造成中度残疾、器官组织损伤导致严重功能障碍
		三级医疗事故：造成轻度残疾、器官组织损伤导致一般功能障碍
		四级医疗事故：造成明显人身损害
	解决	医疗机构自商议解决起 7 日内向所在地卫生行政部门做书面报告，附协议书